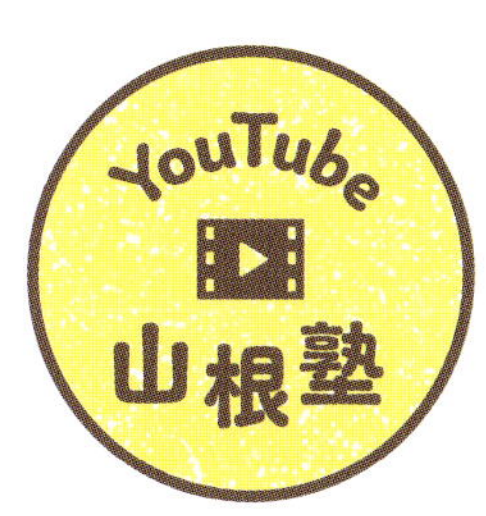

自宅でできる 外科基本手技トレーニング

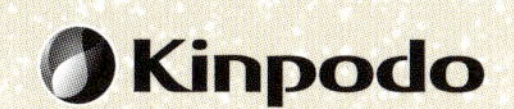

序文

山根塾（yamanejuku）は外科系手術に必要な基本手技や、自作のトレーニング方法をWEBで紹介しています。またオンラインで手技指導の「塾」も開催しています。全国の医学生・研修医・若手外科医で手技トレーニングを行いたくても、「何を練習すればいいかわからない」「教えてくれる人がいない」「道具は何を準備すればいいかわからない」などの理由でトレーニングできない方もいます。本書は、トレーニングを開始したい初学者から基本手技のレベルを高めたい若手外科医まで満足いただける内容になっています。

本書は、第１章の「トレーニング環境を整える」からスタートして、第２章の「右手のトレーニング」、第３章の「左手のトレーニング」と、段階的にトレーニングを行うスタイルになっています。手技トレーニングを行ってきた方は、始めから両手を使ったトレーニングに向かいたい気持ちもあると思います。本書の目的は「基本技術の向上」です。焦らずにじっくり手技トレーニングを続けてください。１か月に１回60分トレーニングするよりも、毎日２分を30日続けるほうが難しいです。ぜひ継続できるように頑張ってください。また本書では、継続トレーニングを可能とするショート手技を中心にして、各手技に目標タイムを設定していますので、繰り返しトレーニングして目標タイムをクリアし、さらに大幅に上回ることができるように頑張ってください！　高いレベルの基本技術は、必ずその先の高度技術の習得に役に立ちます。

2024年12月

山根塾塾長／長崎大学病院 小児外科

山根裕介

→　YouTube『山根塾（yamanejuku）』はこちらよりアクセスできます。

※なお、YouTube動画は予告なく終了することがございます。

目次

第5章 鏡視下手術（腹腔鏡、胸腔鏡など）に向けたトレーニング 55

第6章 実践的なトレーニング 65

第1章

トレーニング環境を整える

トレーニングを進めるにあたって重要なのは、環境・道具などのセッティングです。本書では、基本的にAmazonや100円ショップなどで安価に購入できるものを紹介しています。ただトレーニングを長く続けられる方、金銭的に余裕のある方は『KOTOBUKI Medical』(https://www.tech-kg-shop.com/) などの専門店での購入を検討してください。初期投資に費用はかかりますが、セッティングを自作するよりも楽だと思います。

また、明るい環境で行うことも大事で、卓上ライトなどの購入も検討してください。現在では腹腔鏡手術のようにモニターを見ながら行う手術(「内視鏡手術」や「鏡視下手術」と言います)が増えています。ご自身のスマートフォン(スマホ)の画面を見ながら手技を行うことで、内視鏡手術のトレーニングにもなりますので、スマホホルダーもあるとよいです。なお本書は、自分が行った手技のタイムを計測することで、手技の上達度を評価します。キッチンタイマーなどストップウォッチの用意も必要です。

本書では、手技を分割したトレーニング方法を紹介しています。例えばピアノの練習では、両手でうまく弾けない時は右手だけ練習したり、また、うまく弾けない部分だけを重点的に練習したりすることがあります。「ローマは1日にしてならず」、とにかく3日坊主にならないように少しずつでも継続できるよう、自分にあったスケジュールを組んでトレーニングを続けてください。何度も私の手技動画を見て、繰り返し練習して、「完全コピー」を意識してください。これは、Music Videoの振り付けを覚えるのと同じ感覚です。手技の習得には完全コピーが近道ですので、自分の手技を撮影して振り返る習慣をつけておくことも大切です。実際、手術の勉強でもお手本になる手術ビデオを見るだけでは不十分で、自分の手術ビデオを振り返ることも大切です。今のうちに、その習慣をつけておくとよいでしょう。しかし、動画を見てじっくり取り組む時間がない方がいることも予想されます。動画内の重要ポイントをダイジェスト版として掲載していますので、動画とあわせてご活用ください(ダイジェスト版は各画像に、簡単なポイントを掲載しています)。

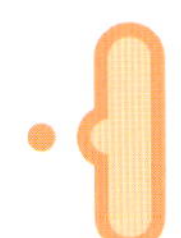

トレーニングで必要な道具

さて、トレーニングを進めるために最低限必要な道具を以下に列挙します。トレーニングに慣れることが必要ですし、始めたばかりで継続することができるかどうかもわかりません。道具はなるべく安価なものを選びましょう。安い縫合キットは器具が硬く、実際の手術器具と異なり、取り扱いにくいものもあります。しかし私は、トレーニングは困難であるほうが本番を楽に感じると考えております。多少の使いにくさは、慣れることで克服できます。

またトレーニングを進めていく中で、消耗品をどのように手に入れるかが重要です。おそらく「糸」が最も使用する消耗品です。手術用の糸はコーティングをされている特殊なもので、当然取り扱いやすく使用感は抜群なのですが、これを常に揃えておくことは困難です。トレーニング用の消耗品は、100円ショップなどで類似した安価なものを購入してください。以下に記載しているもの以外でも、トレーニングで使用できるものがあるかもしれません。ぜひご自身で色々探して、手に取って使えそうなものを新たに発見してください。重要なことなので何度も繰り返しますが、トレーニングに必要な道具は「安価なもの」で揃えてください。

〈トレーニングで最低限必要な道具〉

- 縫合キット
- 縫合パッド
- 糸
- 針
- アルミトレイ
- マグネットクリップ
- マグネットフック
- スマホホルダー
- スマホ

縫合キット

Amazonなどのインターネットショッピングサイトでは最安のもので、3,000円弱（2024年６月時点）で手に入れることができます（検索ワード「縫合キット」）。キットの中には有鈎鑷子、持針器、剪刀（ハサミ）、モスキート鉗子、メスホルダーなどが含まれています。手技に無鈎鑷子を使用することがあるため、100円ショップで裁縫用などの無鈎鑷子（ピンセットで販売されていると思います）を２本程度揃えておいてください。お買い求めの店舗に数種類無鈎鑷子が揃えられているのであれば、鑷子の先端に「溝」があるものをご購入ください。「溝」がなくても手技を行うことはできますが、把持が困難です。

他にも、フリマアプリやオークションサイトなどで購入することも可能ですが、トレーニングが続かないこともあります。また、将来、外科系診療科に進まなければ使用することはないと思います。そのため道具のクオリティよりも、価格の安さにこだわって購入してください。実際の手術で使用するような高価な持針器などの道具と比較して、硬さがあったり、使用感は悪かったりするかもしれませんが、トレーニングではむしろやりにくいほうが負荷をかけることができるので、割り切って使用してください。

もし、外科系診療科を本気で考えていて、手術で使用するような鑷子・持針器を購入したい方は、短い鑷子・持針器ではなく長いものを購入してください。皮膚縫合など体表のものは短いものでよいのですが、体内臓器の縫合・吻合を行う場合は長いものを使用するため、それに慣れておくことも重要です。ご検討ください。

写真は、Amazonの縫合キットに、100円ショップの裁縫用ピンセット（無鈎鑷子）を１本追加したもの。

キット内、左から有鈎鑷子、モスキート鉗子、持針器、剪刀。

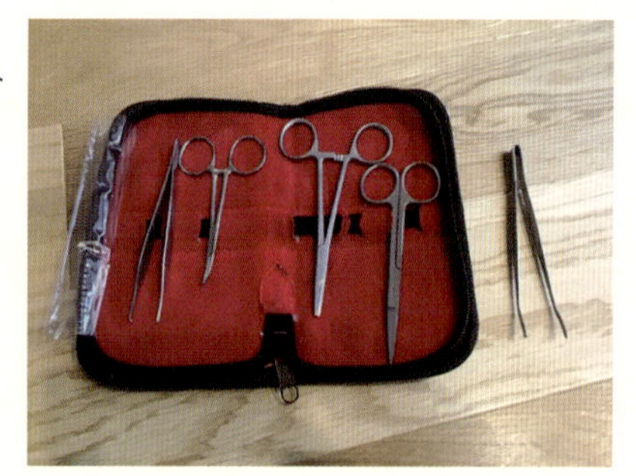

縫合パッド

縫合キットと縫合パッドがセット化された「縫合セット」で購入された場合、縫合パッドは付属しています。付属していないキットを購入された場合は、100円ショップで購入できるフェルトやコットン、身近にあるティッシュペーパーで代用することもできます。なお、縫合セットに付属されたパッドはかなり硬めです。手技トレーニングの中で、針の刺さり具合、針の抜け具合などの感触は重要です。

ちなみに私は、KOTOBUKI Medicalのトレパッド渦巻きスーパーソフトを使っています。スーパーソフトは、縫合や結紮を行う際に過度のテンションをかけてしまうとパッドが引き伸びてしまうため、肉眼で確認することができます。ただ、縫合セットに同封されているパッドのように、創のバリエーションがないため、ご自身の頭の中で創をイメージする必要があります。縫合パッドよりも脆弱な組織の縫合を想定したトレーンングを行いたい方は、上記の代用品の中ではティッシュペーパーはコスパがよいと思います。

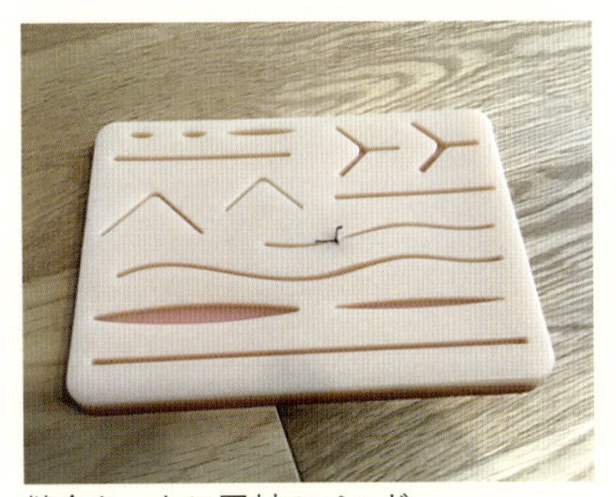
縫合キットに同封のパッド

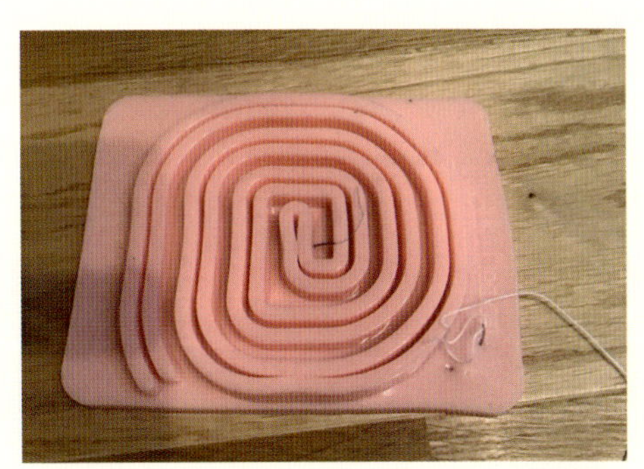
KOTOBUKI Medicalのスーパーソフト渦巻き

糸

糸は100円ショップの裁縫用糸で十分で、規格は20/３や30/３がよいです。ミシン糸は少し細く、取り扱いの難易度が上がります。裁縫用の糸は、手術用糸で言うところのマルチフィラメント糸（編み糸）になります。扱う臓器によっては、モノフィラメント糸を使用することもあるので、釣り用糸（ナイロン糸）も用意しておくとよいです。釣り用糸は釣具店でなく、最近は100円ショップでも販売している店舗があるので、そちらで購入することが可能です。

太い糸は結びやすく、結び目や糸の形を視認することが容易です。慣れるまでは太い糸でトレーニングすることをお勧めしますが、おそらくすぐに慣れてしまうと思います。凧糸のように極端に太いものを準備する必要性はありません。なお手術に使用する糸は、短いもので１本40～50cm、長いもので１本90cmあります。長い糸は深部結紮で使用しますが、長い糸をうまく捌く必要があります。裁縫用糸は自分で決めた長さにカットすることができるので、糸結びを行う場面を想定して敢えて糸を長くしてトレーニングしてください。

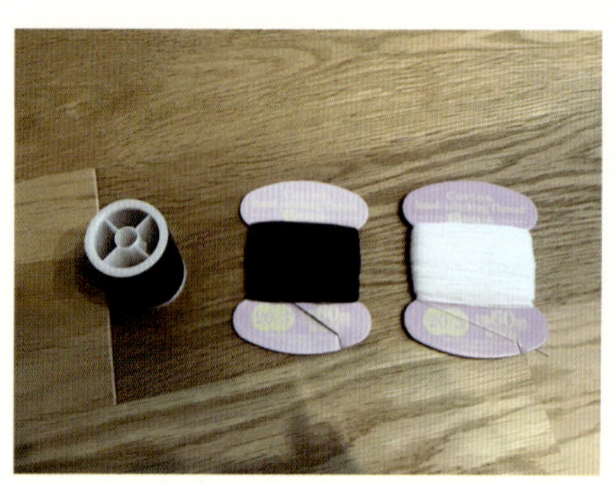

ミシン糸（左）と裁縫用糸（右）

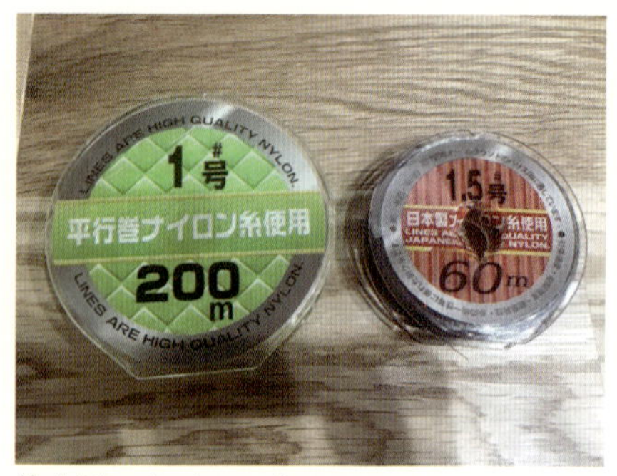

釣り用のナイロン糸

針

縫合キットを購入した際に複数本「糸付き針」が付属されていることが多いです。ただ練習を重ねていくと、必ず不足します。AmazonやKOBOTUKI Medicalで購入することが可能です。ただし本書では、鏡視下手技のトレーニングも紹介しています。新しい糸が長い針糸では手技がやりにくく、10〜15cm程度に糸を短く切る必要があります。そのため、せっかく購入した針糸で、何度も縫合結紮練習することが難しくなってしまいます。なるべく購入費用を抑えたい方は、「ばね針」の購入をお勧めします。「ばね針」は楽天市場で購入することができます（検索ワード「ばね針　腸用」、秋山製作所、各種サイズがあります）。以前はAmazonでも購入できたのですが2024年４月以降は販売されていません。現在は楽天市場で購入可能です。「ばね針」は針糸が一体型になっていない代わりに、糸さえあれば何度も使用することができます。糸の付け方、糸の取り回しに少しクセがあるので、動画や表１（→P.8）を参照してください。

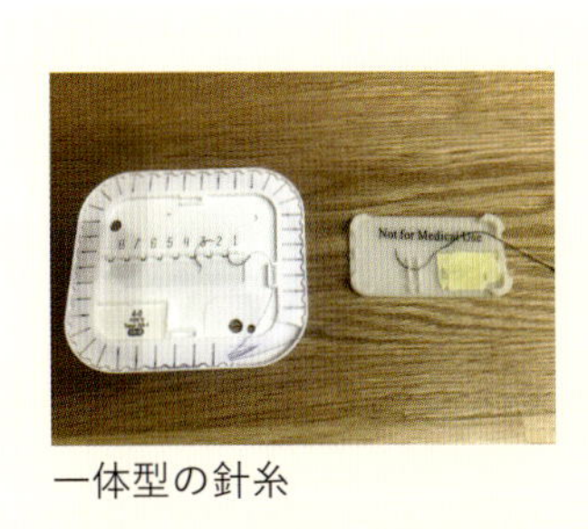

一体型の針糸

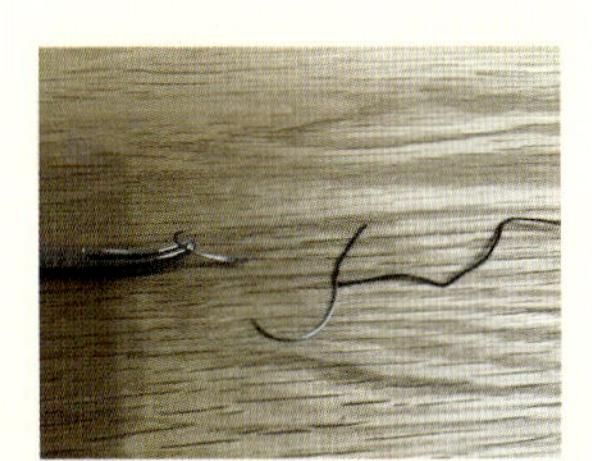
ばね針

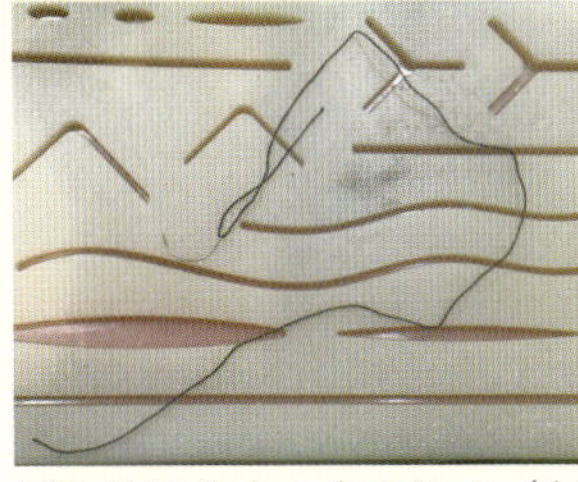

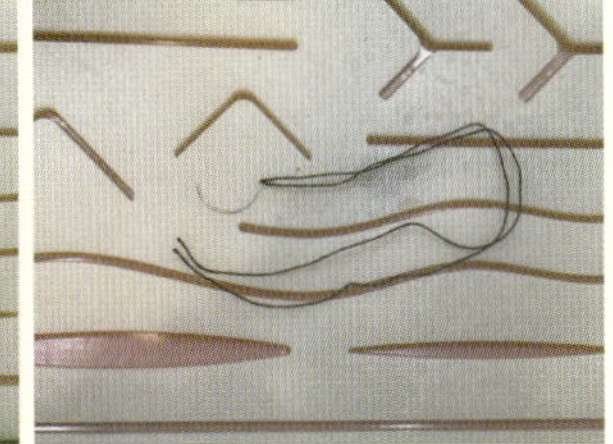
ばね針は片方の糸を短く（左）しておかないと、二重（右）になってしまう。

ばね針は、一体型となっている針糸と異なり、自分で針に糸をつける必要があります。当然抜けやすいというデメリットはありますが、何度も使用でき、自分で取り付ける糸の長さ、太さ、種類を自由に調整することが可能であるというメリットがあります。

針を購入する初期投資が必要になりますが、長持ちするため針糸一体型を消耗品として購入するよりも安価にトレーニングを続けることができます。針のサイズは、No.000が11 mm、No.00が15 mm、No.0が18 mm、No.1が23 mm、No.2が28 mmです。No.0または1がお勧めですが、心臓血管外科、小児外科、形成外科など小さい針を使用することが多い外科系診療科を目指す方は慣れておく必要がありますので、ぜひNo.000でも練習してください。また施設によっては、救急外来などでの縫合やドレーン・腹腔鏡用のポートを固定する際に、ばね針を使用するところもあります。使い方や特徴を覚えておいて損のない針ですので、ぜひ購入して表1の動画を参照にやってみてください。

表1　ばね針に関する動画

ポイント	糸のつけ方 #1	糸の取り扱い #2
• 針を抜く時にコツが必要です。 • 折り返しの糸の長さは短くします。 • 針をそのまま抜くと糸が抜けます。 • 短いほうが抜ける前に把持します。	糸つけ	取扱

動画ダイジェスト：糸の付け方 #1

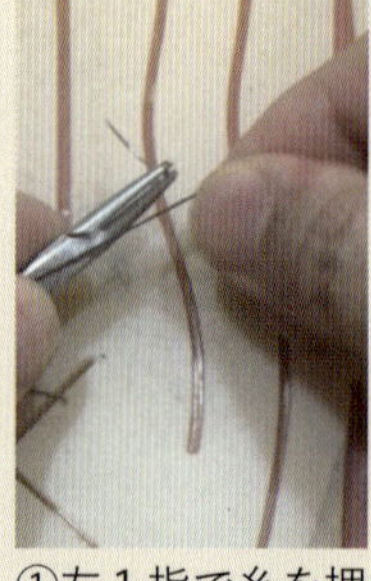
①左1指で糸を押さえる

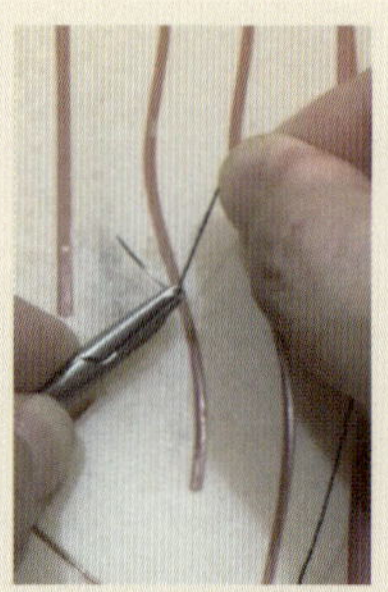
②糸を持針器の裏から先端隙間へ

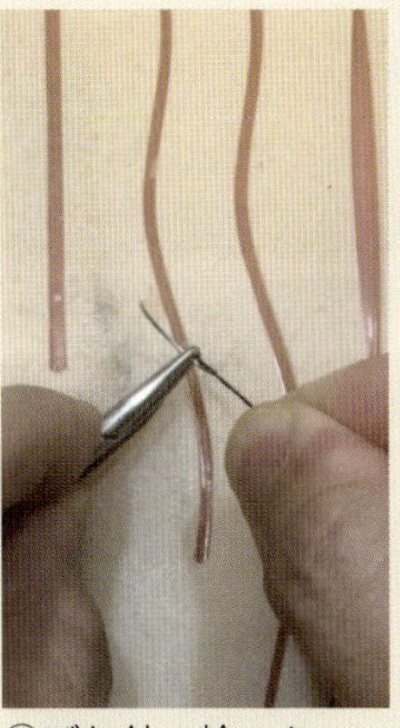
③ばね針の輪っか
に糸を入れる

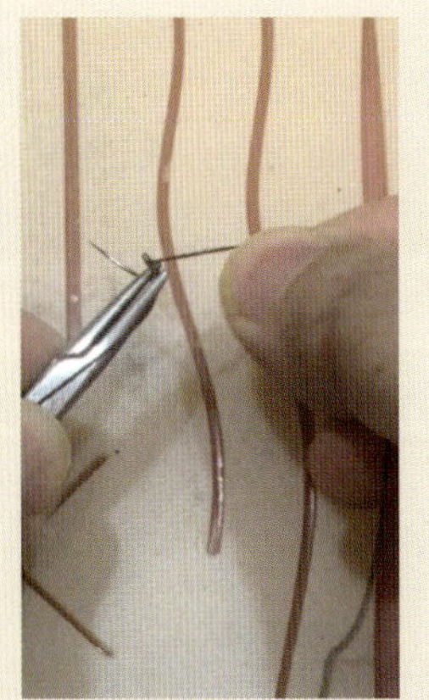
④そのまま持針器
先端の隙間へ

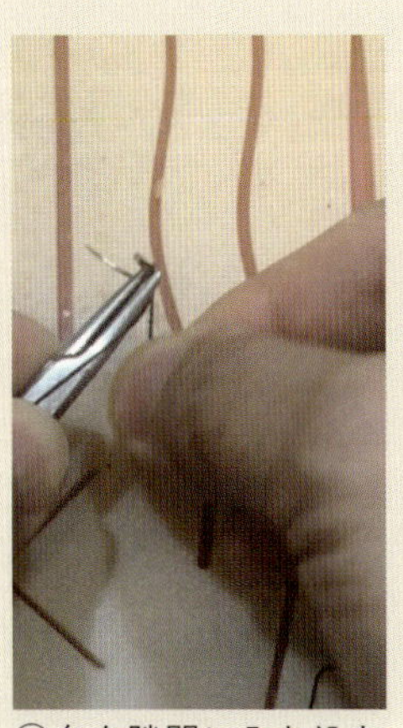
⑤糸を隙間に入れ込む

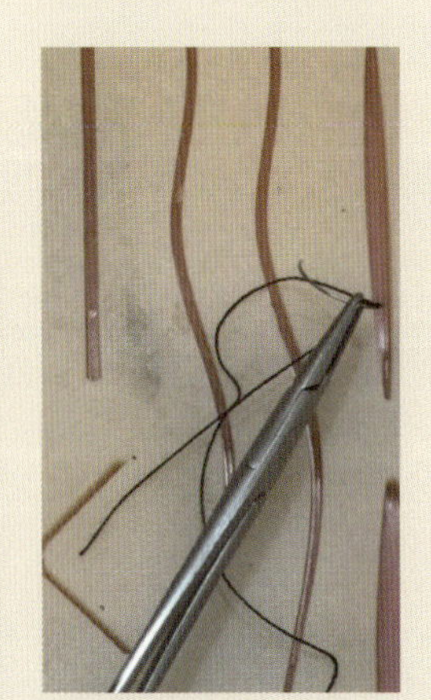
⑥完了図

この手技のポイント

・糸と持針器をしっかり固定（①）する。
・折り返しの糸の長さが短く/長くなりすぎないよう注意。
　→　２cm程度がちょうどいい。
・針を把持した後の持針器先端の隙間を利用する。
・太さなど糸の種類を変えて練習する。
・考えずできるようになるまで繰り返す！

動画ダイジェスト：糸の取り扱い #2

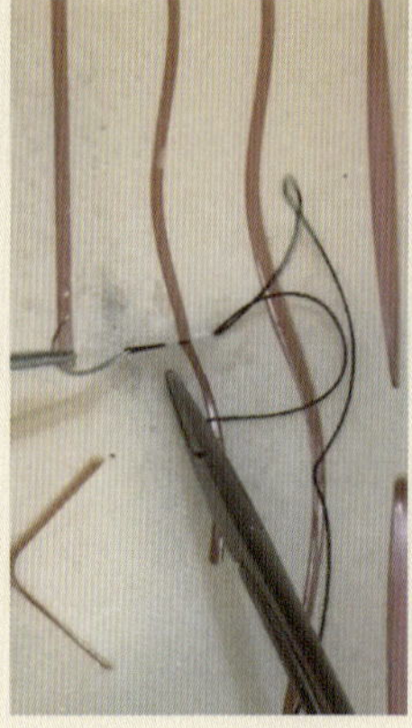
①ばね針は糸を通している分クセがある

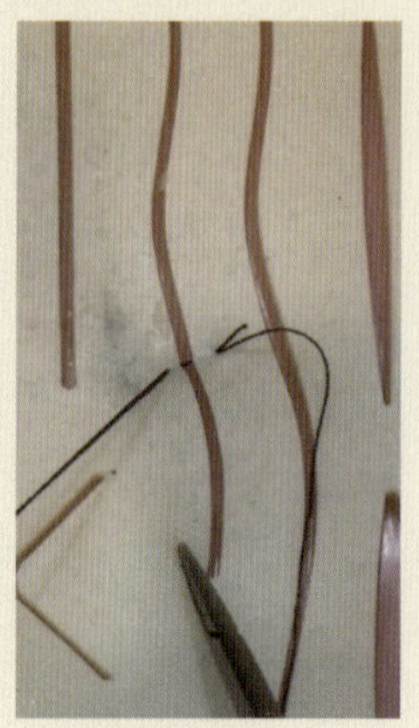
②運針後にそのまま抜くと

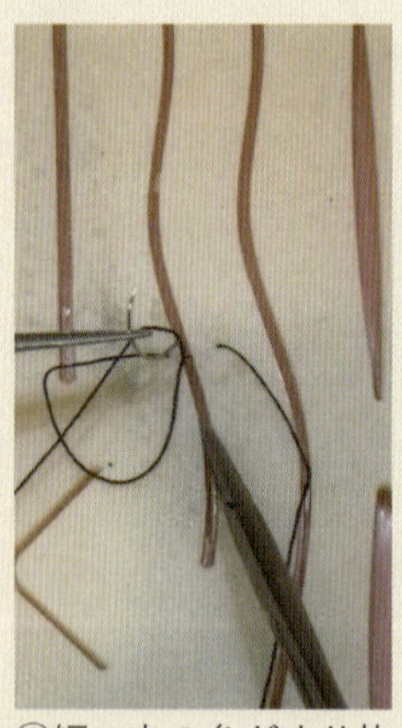
③短い方の糸がすり抜けてしまう

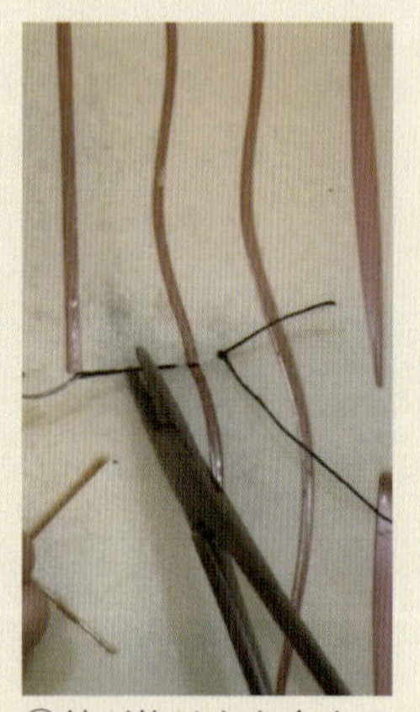
④針が抜けたら糸を２本把持する

この手技のポイント

・ばね針は糸を抜く時にクセがある。
・針だけを抜くと糸がすり抜ける。
・針が抜けたら糸を２本とも把持する。

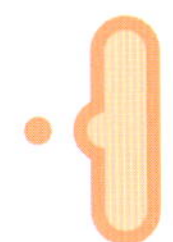

アルミトレイ

縫合パッドなどを載せるためのトレイです。重みがある縫合パッド単体には、アルミトレイは必要ありません。アルミトレイを使う場面は、縫合パッドの代わりにティッシュを使う場合や指サックなど、軽いものを固定する土台として使用する場合です。マグネットクリップなどのマグネット製品と併用することがほとんどです。サイズも様々ありますが、B５サイズ以上のものが余裕をもって配置できるのでお勧めです。使用する際は少し工夫が必要です。手技を行う時は、手元を明るくしたほうが見やすいですが、アルミトレイを使用すると、アルミトレイにライトが反射してしまいます。そのため紙を敷いておくと、反射の対策になります。またトレイ単体ではデスクに置いた際、滑ってしまいます。写真のような滑り止めマットも併用します。滑り止めマットは両面テープなどで、アルミトレイの裏に固定しておくと、別に保管する必要がなくなります。

※B５サイズの目安は、A４の紙を半分に折って、それがきれいにおさまるサイズです。

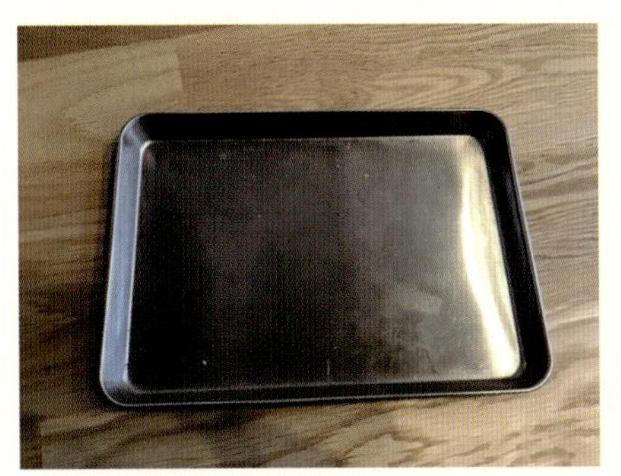

アルミトレイ

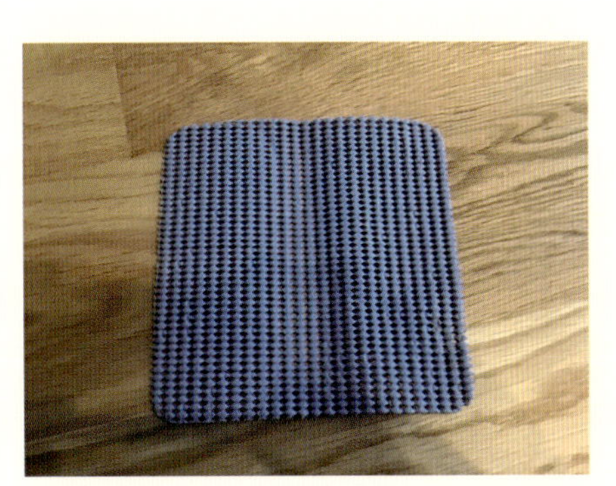

滑り止めマット

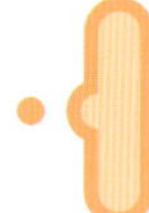

マグネットクリップとマグネットフック

マグネットクリップは、縫合パッドの代わりになるティッシュや指サックなどの道具を、前述したアルミトレイに固定するために使用します。あまり大きくないものがよいです。２個以上使用することが多いです。マグネット部分とクリップ部分に可動性がなく固定性がしっかりしているものがよいです。

マグネットフックは、結紮の練習に使用します。フックの形状は様々ありますが、フック部分が太いもののほうが、ドレーン固定など硬いものを結紮する場面に近い状況を作ることができます。またフックに糸結びを行えば、結紮後に糸を切る必要がなくなり、糸をフックから抜くだけで糸を除去することができるので手間が省けます。

ただしマグネットとアルミトレイの接着が強く、テンションをかけない糸結びのトレーニングをされたい方は、アルミトレイを使用せず、マグネットフックを接着させない状態で結紮トレーニングを行う方法もあります。

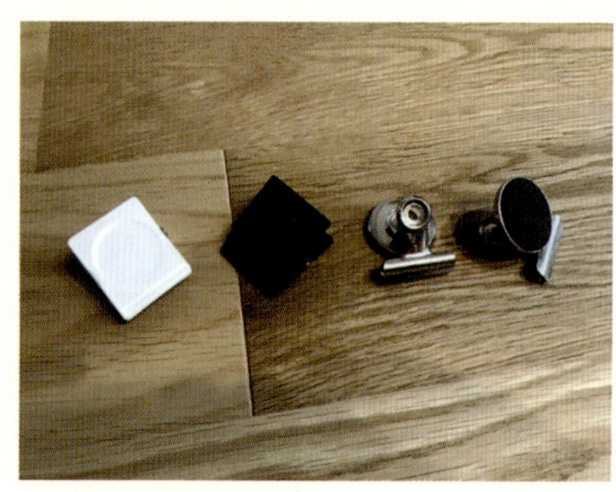
マグネットクリップ

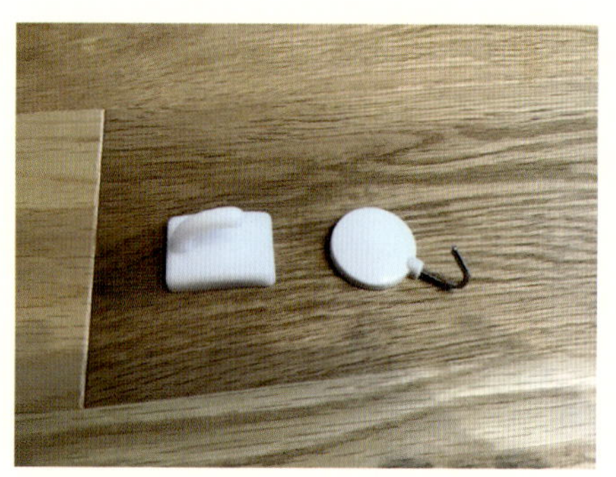
マグネットフック

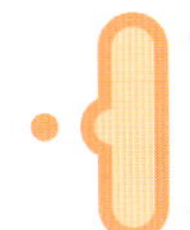

スマホホルダー

スマホホルダーは、シャフトに柔軟性があるもの、土台がクリップ型になっていて机の端などに挟んで固定することができるもの、三脚になっているものなど様々なタイプがあります。トレーニングの際、自分と縫合パッドの間にスマホホルダーがあると、手技がやりにくく邪魔になります。またシャフトに柔軟性があるものは、自由に角度を変えることができる反面、少しでもホルダーに接触してしまうと画面が揺れてしまいます。縫合パッドの奥、つまり自分と反対側から撮影できる、揺れない、高さを調整できるという条件を満たすことから、写真のようなコの字型のホルダーがお勧めです。

また、土台になっているコの字の中に、前述したアルミトレイもおさまるので、ちょうどいいサイズです。

なお、三脚タイプはスマホを下向きにすると重心が崩れるため、どうしても脚がちょうど正面に来てしまって邪魔になります。コの字型のホルダーは、100円ショップで購入することができませんが、安定感は抜群ですので、お勧めです。

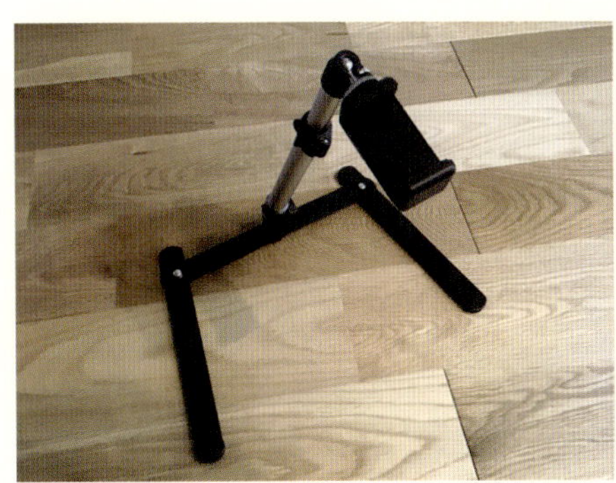
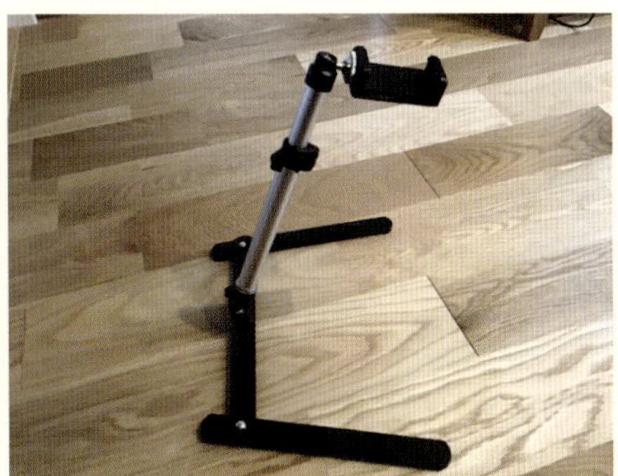

シャフトを少し前傾にすると手元を写しやすく、画面も見やすい

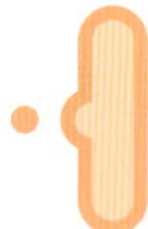

スマホ→画面出力（HDMIなど）

スマホ画面を、サブモニターやTVなどの画面に出力できるケーブルも必要です。無線接続のアプリもありますが、ラグが生じるため、有線接続をお勧めします。

有線接続をするには、スマホをHDMI接続するための変換アダプターが必要です。写真はiPhoneを接続するために必要なlightning → HDMI変換アダプターです。純正品ではなくても十分使用できます。カメラを長時間使用する場合はバッテリーが不足しますので、充電ケーブルも用意しておくとよいです。当然ですが、HDMIケーブルも必要です。

Androidの場合は、type-C → HDMI変換アダプターが必要です。ご自身が使用するデバイスの接続を確認してから購入してください。

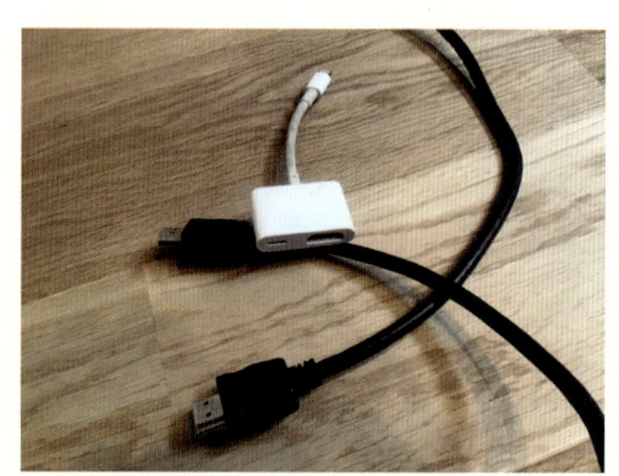

iPhoneを接続するために必要なlightning → HDMI変換アダプター

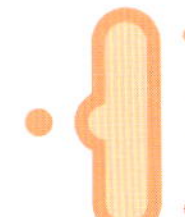

実際のセッティング風景

セッティング例を紹介します。コの字型のスマホホルダーに、スマホを横の状態で設置します。コの字の土台の間にアルミトレイがちょうどおさまります。あとは、ホルダーのシャフトの角度を調整しましょう。垂直に立てたままだと、画面にシャフトが写ってしまいます。ご自身の目の前にかからないくらいの角度をつけるとよいです。

スマホホルダーは分解することもできますが、セッティングがやや煩雑です。煩雑になればトレーニングを行うことが億劫になることもあります。場所の確保ができれば常設しておくことをお勧めします。常設しておくことで、トレーニングしようという気が起きてきます。

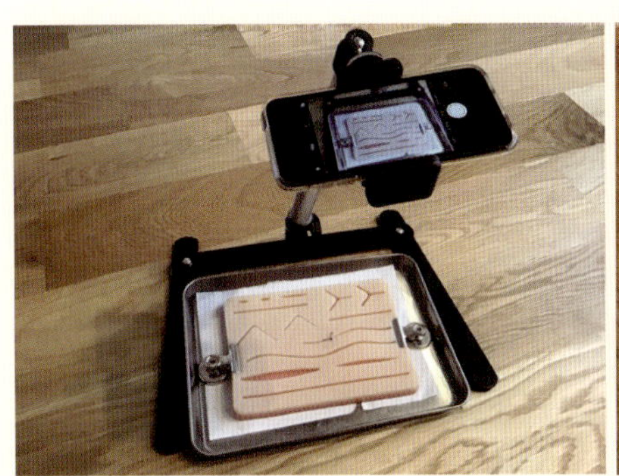

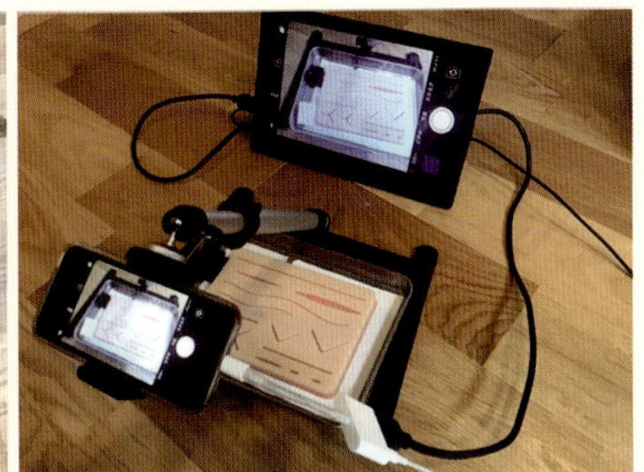

スマホのカメラの位置にあわせて左右を調整

なお、少々費用がかかってしまいますが、KOTOBUKI Medicalの「オムニトレーナー」はスマホスタンド、縫合パッドなどを置くトレイ、直視手技、内視鏡手技のすべてを兼ね備えたオールインワンの道具になります。資金に余裕がある方、道具にこだわりたい方は購入をお勧めします。私は直視の撮影用と内視鏡の撮影用に２台購入し、自宅にセッティングしています。

セッティングができたら、最後に手術器具の持ち方（表２）を確認しましょう。意外と間違えて持っていることがあります。道具は正しい使い方をして、最大の効果を発揮します。トレーニング前に確認してください。

表２　手術器具の持ち方

	○	×
＜持針器、鉗子、剪刀の持ち方＞ 第１・４指をリングに入れる。 深く入れすぎないように注意する。	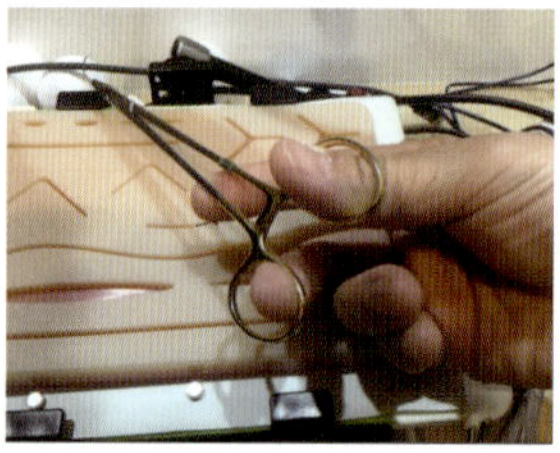	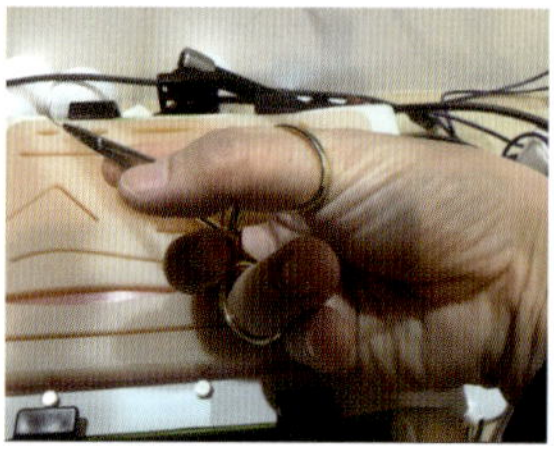
＜鑷子の持ち方＞ お箸やペンの持ち方と同じ。	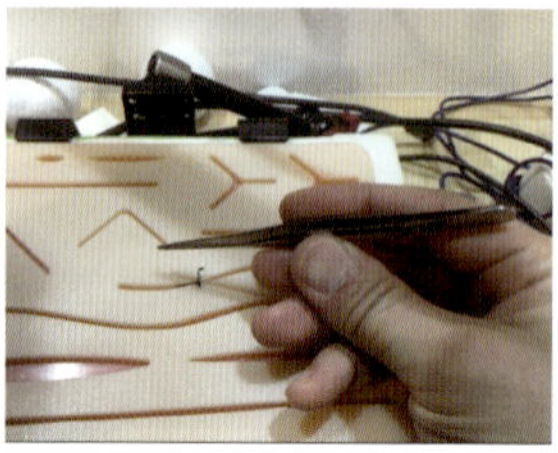	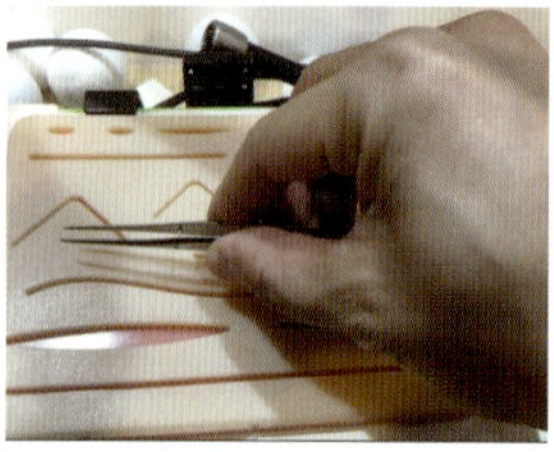
＜内視鏡手術用の鉗子の持ち方＞ 第１・４指をリングに入れる。 深く入れすぎないように注意する。	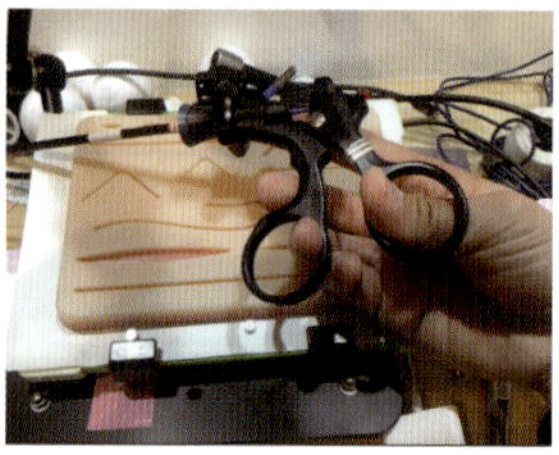	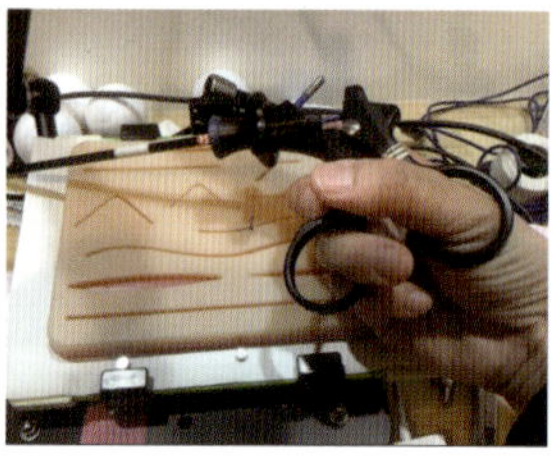

第2章

右手を鍛える！

「両手を使った縫合練習しないの？」と思ったあなた、右手の運針は厳しい場面で高い技術力を必要とされる手技です。本章はそんな右手の運針をじっくり練習して、技術力を高めていくことを目的としています。

なお、手術器具は右利き用に作られており、左利きの方も右手で練習してください。

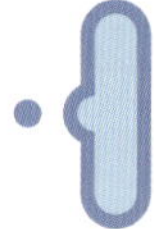

針の取り回しに慣れる！

必要物品 持針器、針、縫合パッド、アルミトレイ、(マグネットクリップ)

まず持針器で針を把持することに慣れましょう。運針をする際、針の角度は重要で、適切な角度で針を把持しているか、適切な角度に調整できるかがポイントです。針の取り回しに慣れるための動画を３つ紹介します（表３）。

地味なトレーニングですが、今後の縫合のクオリティを担保するための大切な動きです。本書はトレーニング書のため目標タイムを記載していますが、これらの手技は時間を気にせず、動き、形などしっかり意識して実施してください。

表３　針の取り回しに慣れるための動画

ポイント	動画
置いてある針を把持する ＃3	目標タイム　なし
刺した後、針を抜く / 針を押す ＃4	目標タイム　なし
針の方向を変える ＃5 持針器での甘噛みがポイント。	目標タイム　なし

動画ダイジェスト：置いてある針を把持する #3

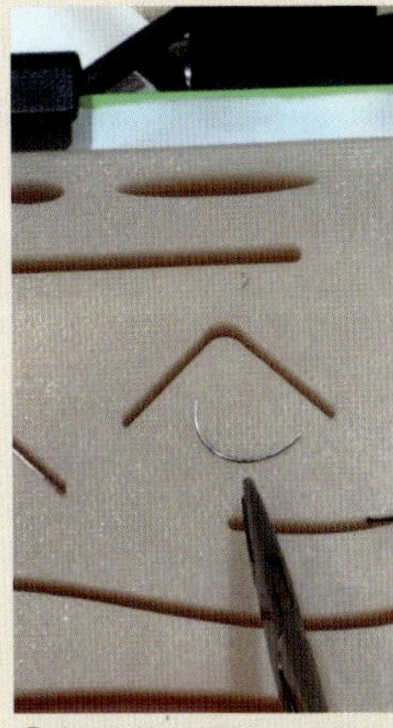

①無造作に置いてある針を持針器だけで把持

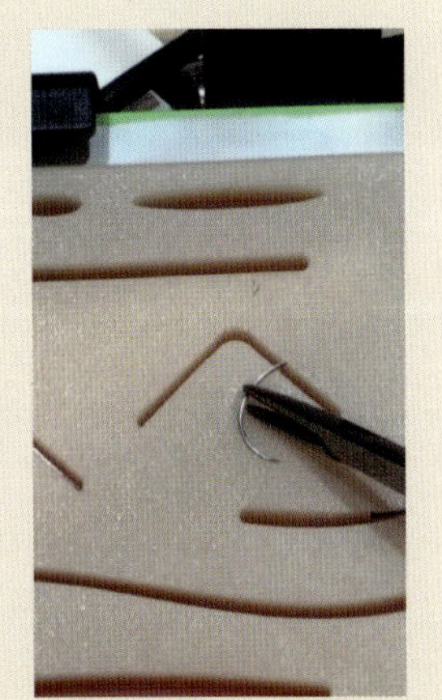

②角度が変でも左手は使わずに

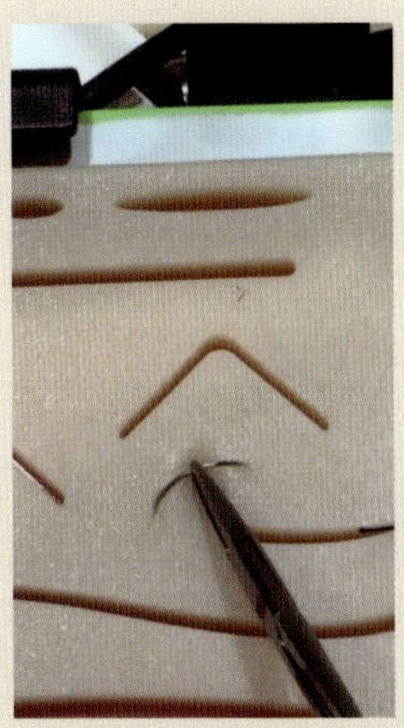

③パッドにじわっと当てて角度を変えよう

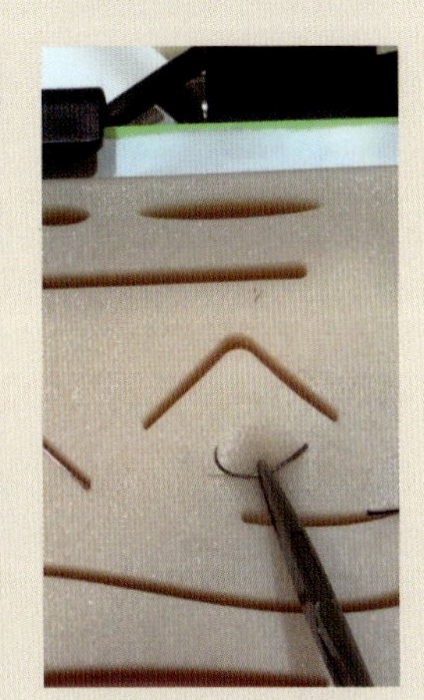

④最終的な形は常にこれを目指す

この手技のポイント

持針器を持つ手の力を抜くことが重要です。針をガッチリ把持せず、ゆっくり挟むことを意識してください。針の彎曲や動きを意識しながら動かすことが重要です。

動画ダイジェスト：刺した後、針を抜く/針を押す #4

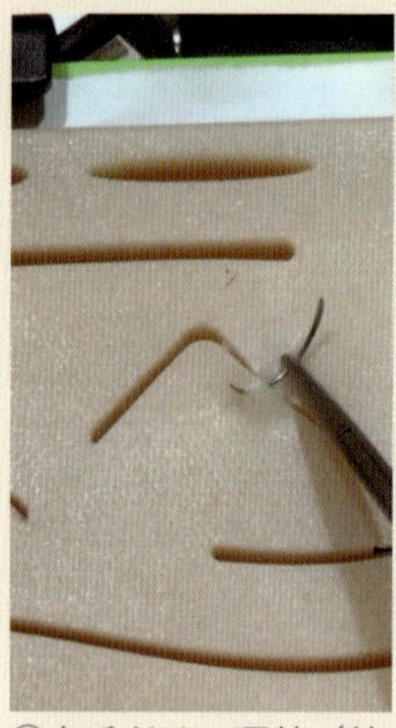
①右手だけで運針（針を刺す）

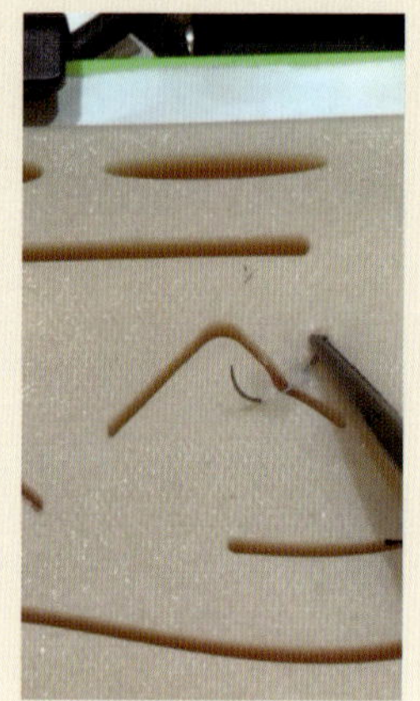
②針の出が浅いので、さらに針を押す

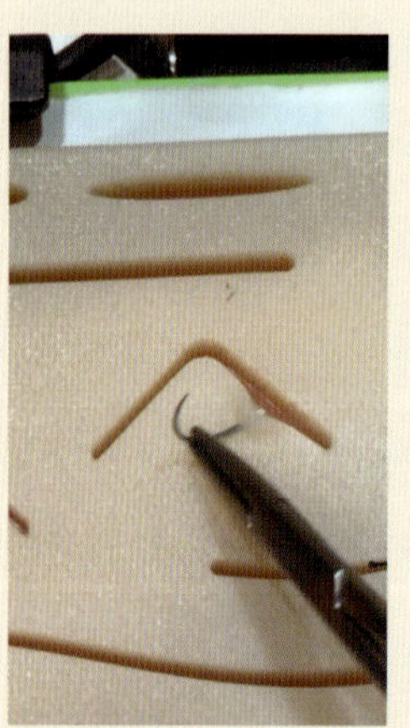
③抜けた部分の針を把持して

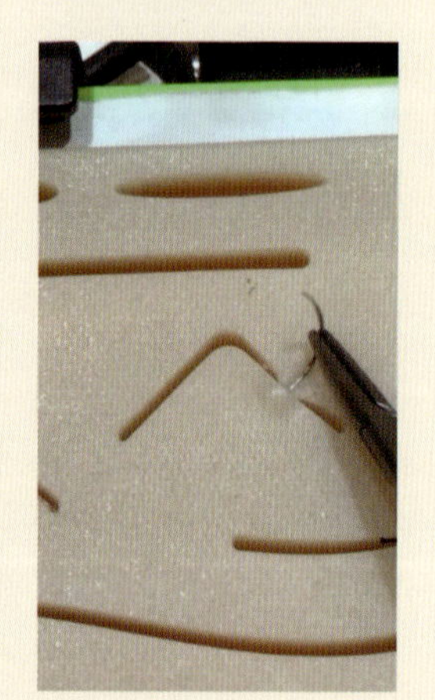
④次の運針をする

この手技のポイント

針の角度が多少合わなくても、左手で調整することなく、手や持針器の向きを変えたり、運針しながら方向を調整したりしてください。

動画ダイジェスト：針の方向を変える #5

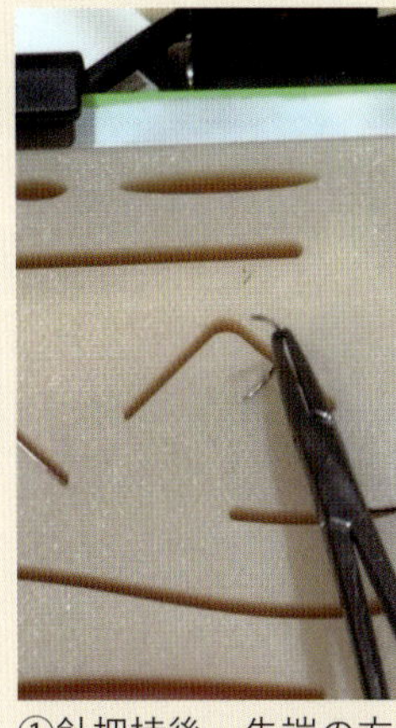

①針把持後、先端の方を当てて

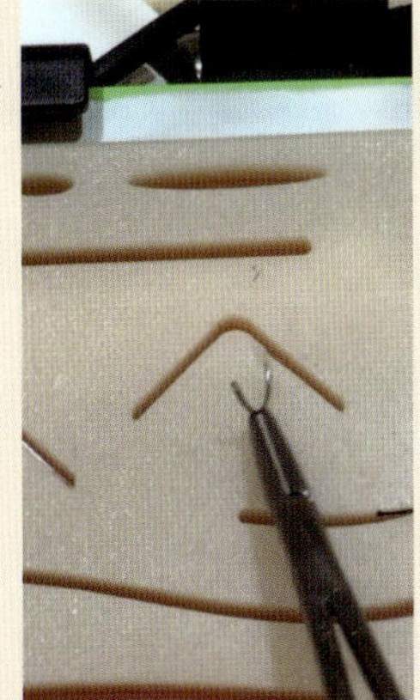

②くるっと回す（手前回し）

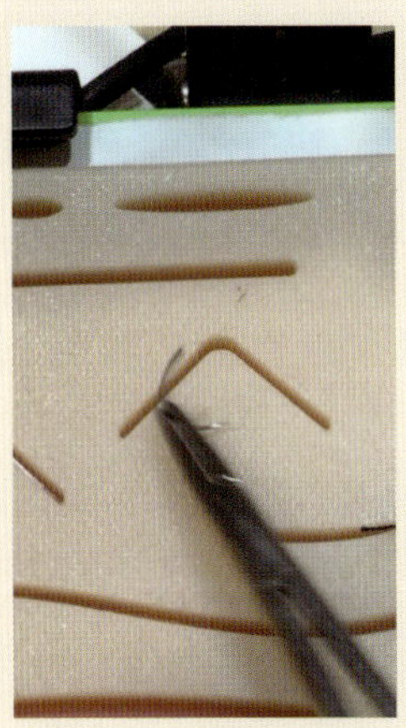

③逆針でも同様に先端の方を当てて

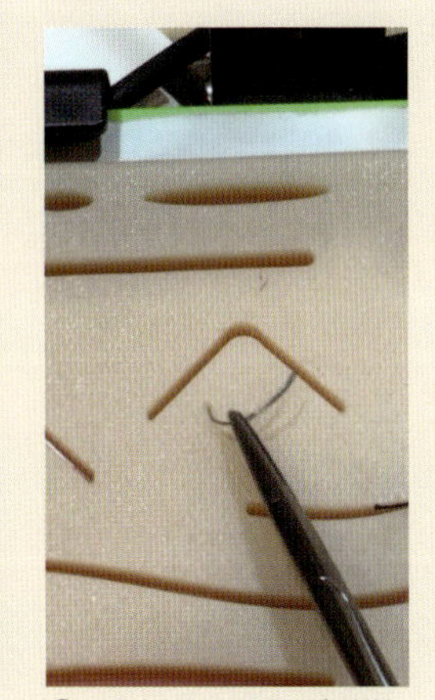

④くるっと回す（手前回し）

この手技のポイント

持針器で、針を緩く把持することが重要です。ゆっくり動かして針が動いて向きが変わっていくことを視認しながら行ってください。

針の取り扱いに、慣れていただけたでしょうか。この手技は、色々な手技ができるようになった後でも時々ゆっくり形を確認しながら行ってください。基礎固めは非常に重要です。実際、私も行っています。

それでは右手を鍛えるトレーニングとして、以下の３つを紹介します。

・運針のリズムを意識する
・運針のスピードを鍛える
・順針 ⇔ 逆針で交互に運針する

例えば皮膚縫合を行う場合、リズムやスピードを意識して行うことはないのですが、洗練された手技はリズム感がよく、決して速く運針しようと意識していなくても自然と速くなります。またトレーニングで速くできないものは、実践で速くできるわけがありません。本章では、実践では意識することがないリズム・スピードに敢えて注目し、トレーニングメニューとして紹介します。針の刺入、把持などにモタつけば、リズムよく運針できませんし、速く運針することもできません。何につまずいてリズムが良くないのか、何につまずいてスピードが遅いのかを分析して、トレーニングを続けてください。はじめからうまくできる必要はありません。続けていれば、必ず上達します。
上達を可視化できるように、「タイムを記録しておく」ことをお勧めします。また、Xなどの SNS に残しておくことも「記録しておく」ことになりますので、ご検討ください。

順針・逆針を交互に運針することは極めて実践的です。皮膚縫合の一つである「垂直マットレス縫合」や「水平マットレス縫合」で使用します。運針の角度を自由に変えることができれば、様々な角度で縫合することができるようになります。まず180度反転させる順針 ⇔ 逆針でトレーニングしてください。

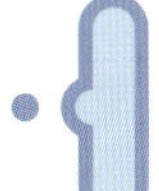

運針のリズムを意識する！

必要物品 持針器、針、縫合パッド、アルミトレイ、（マグネットクリップ）

　実際の手術でリズムにあわせて運針をすることはないのですが、一定のリズムで運針ができるということは、一つ一つの動きが安定していることになります。
　動画のように三拍子を意識して、はじめはゆっくり、慣れてきたら少しずつテンポを速くして運針してください。「1、2、3、1、2、3……」のリズムで、頭の中でリズムを取りながら「刺す、押す、抜く、刺す、押す、抜く……」のリズムで運針してください。また、この手技は針を抜く時に、既に次の運針の態勢になっていることが重要です。特にタイムの設定をしませんが、連続10回を目途に運針してみてください。針に糸が付いている必要はありませんので、使い古した糸針で行うこともできます。

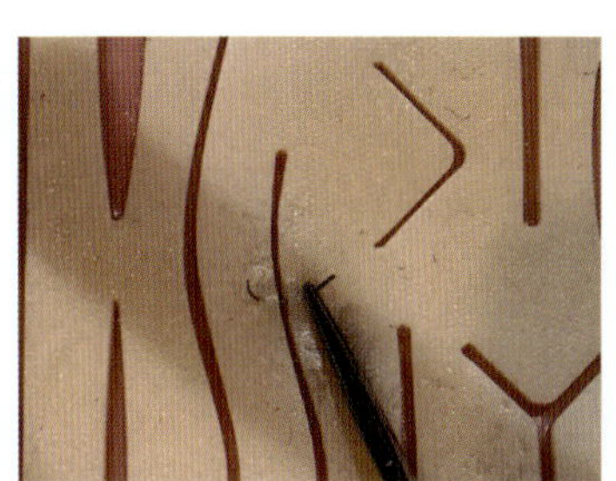

①刺す

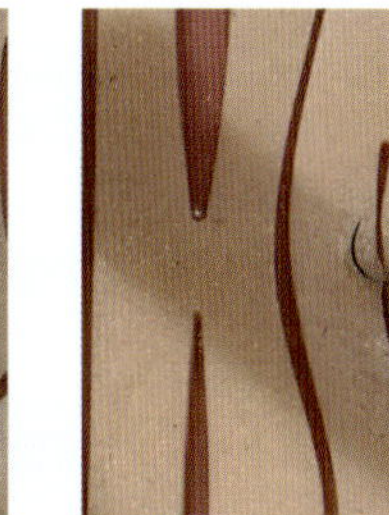

②押す

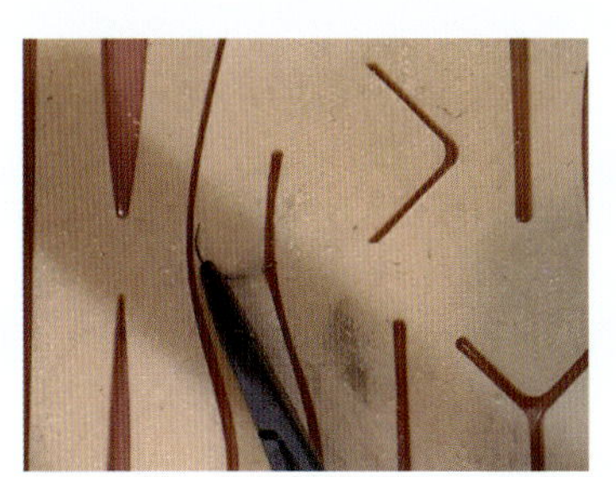

③抜く

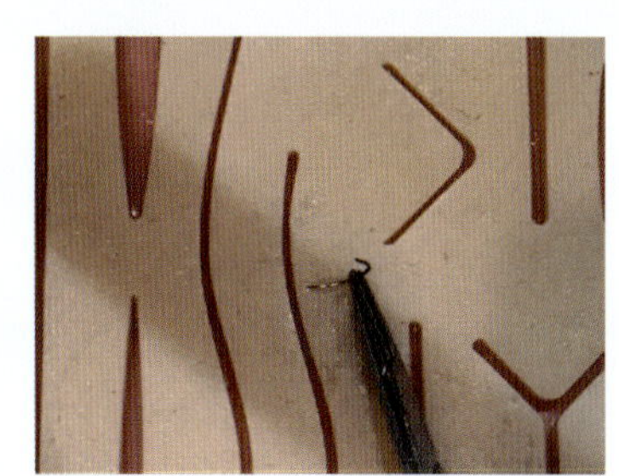

④また刺す

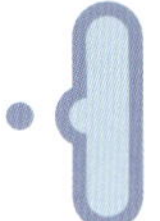

運針のスピードを鍛える！

必要物品 持針器、針、縫合パッド、アルミトレイ、（マグネットクリップ）

実際の手術で、速さを競うことはありません。しかし無駄な動きをなくし、洗練された手技は自然と速くなるはずです。ただ、その手技のスピードが本当に最高速度なのか？これはスピードという負荷をかけない限りわかりません。実際の手術でスピードの負荷をかけることはできませんので、トレーニングで負荷をかけていきましょう。先ほどのリズム練習のように「刺す、押す、抜く、刺す、押す、抜く……」の動きは変えずに、スピード重視で練習してください。この手技も針を抜く時に、既に次の運針の態勢になっていることが重要です。10回の運針にかかる時間を計測してください。今回は目安のタイムを掲載しておきますが、使用しているパッドの硬さでスピードはだいぶ変わってしまいます。あくまで過去の自分に挑戦していってください。

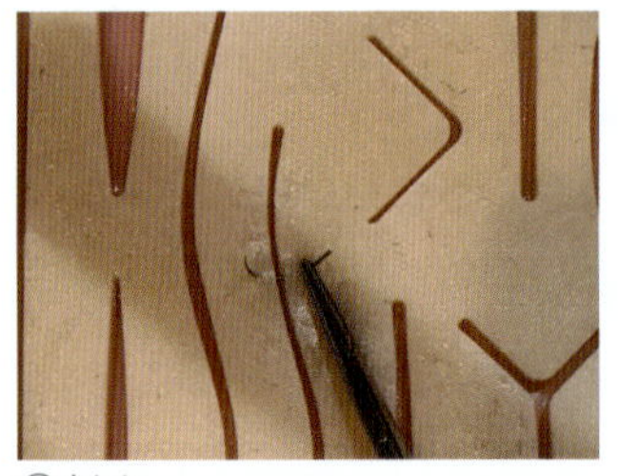

①刺す

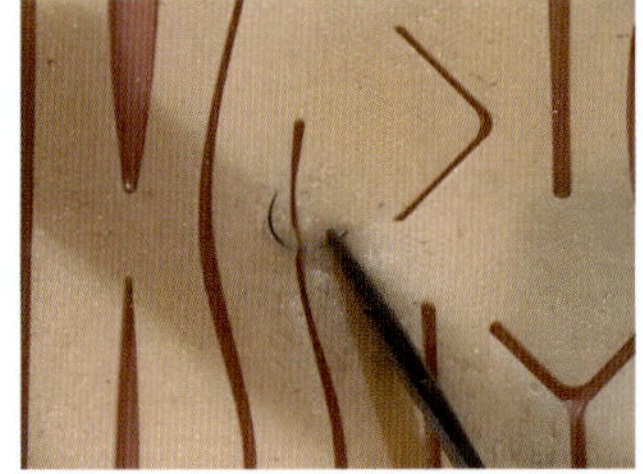

②押す

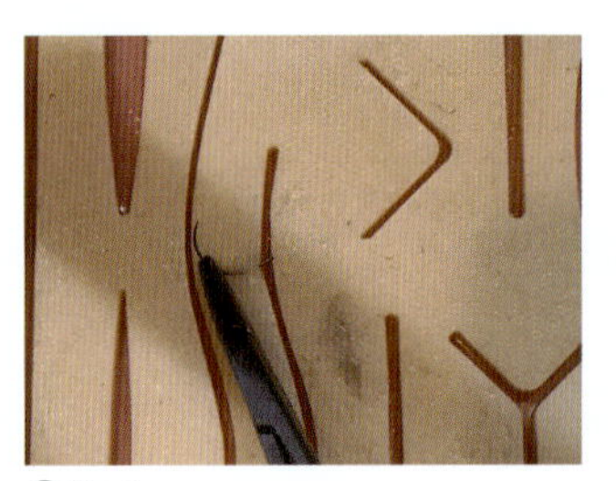

③抜く

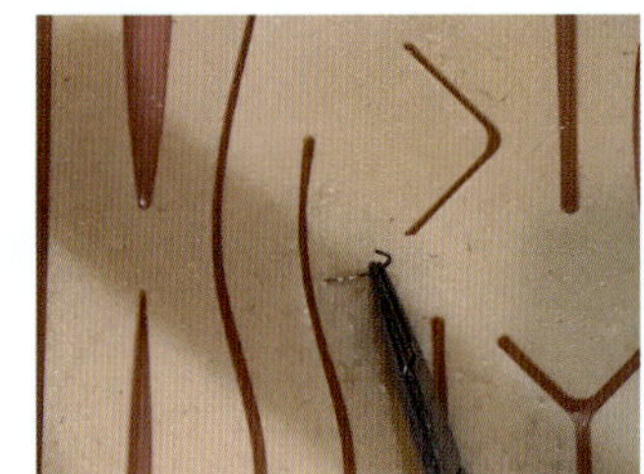

④また刺す

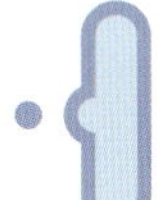

順針・逆針で交互に運針する！

必要物品 持針器、針、縫合パッド、アルミトレイ、（マグネットクリップ）

運針は、縫合する対象臓器の向きによって針の向きが規定されます。ほとんどの場合は、手関節の向きを変えることで対応できます。ただし向きによっては、また対象臓器の位置や深さによっては、右手の持針器だけで針の方向を変えなければいけない時があります。右手を鍛えるトレーニングの代名詞的トレーニングと言えるかもしれません。

針のできるだけ後ろを把持して、針のカーブを縫合パッドに当てます。この時、針を持つ持針器を甘噛み（軽く把持すること）にして、針に力を加えながら回転させます。

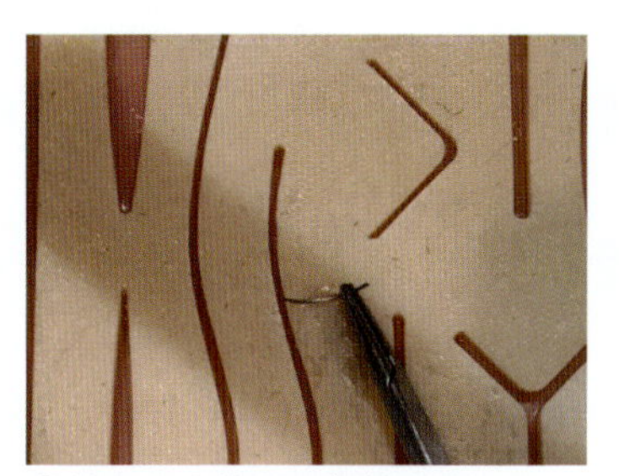
①針をやや後ろで把持する

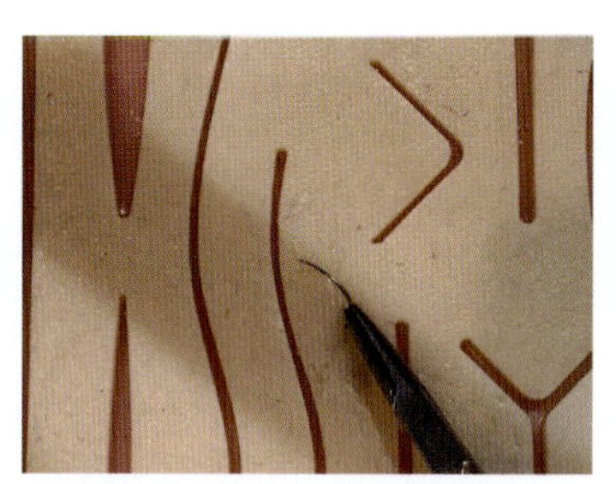
②持針器を緩め、針の腹を当てる

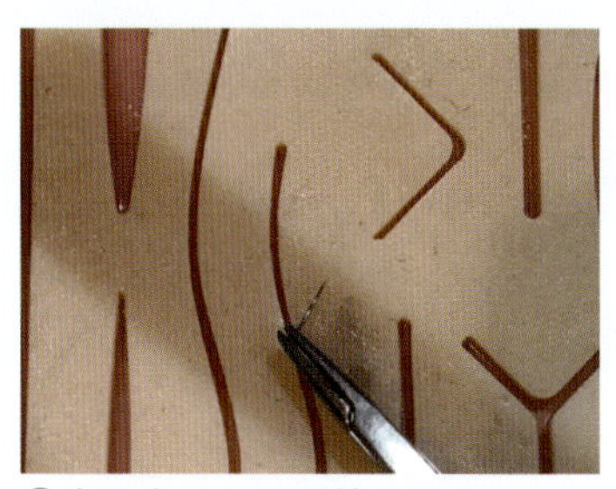
③腹を当てたまま針を回す

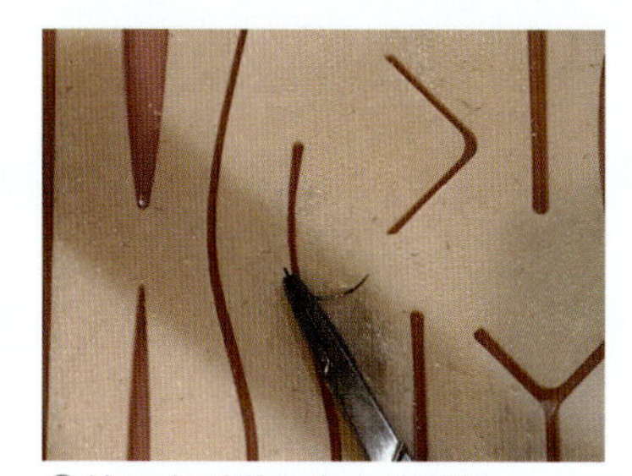
④針の先が逆に向く(逆針)

以下は、右手を鍛えるためのトレーニング動画です（表４）。

表４　右手を鍛えるためのトレーニング

ポイント	動画
運針のリズム ＃6 （10回運針）	目標タイム　なし
運針のスピード ＃7 （10回運針）	目標タイム　50秒
順針・逆針で交互に運針する ＃8 （計３回ずつ）	目標タイム　90秒

動画ダイジェスト：運針のリズム（10回）#6

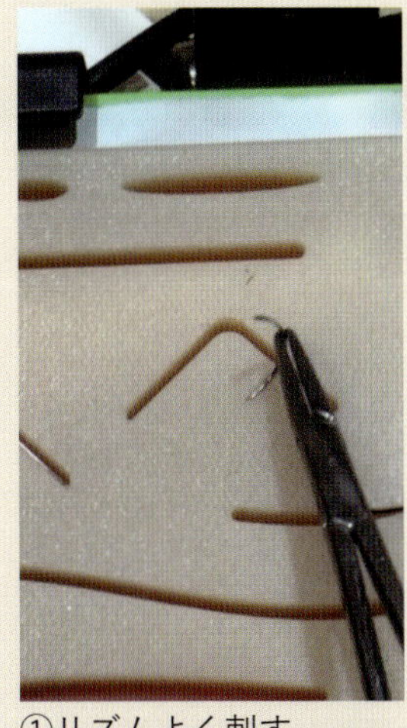
①リズムよく刺す

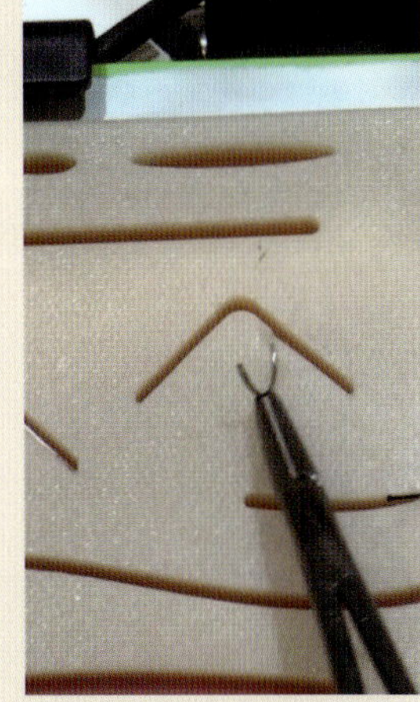
②リズムよく押す

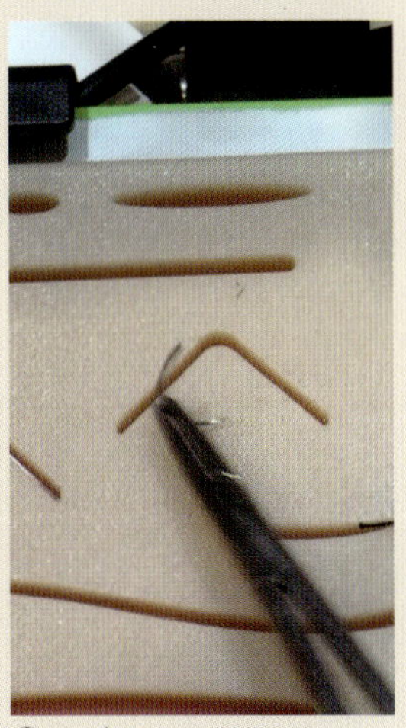
③リズムよく抜く

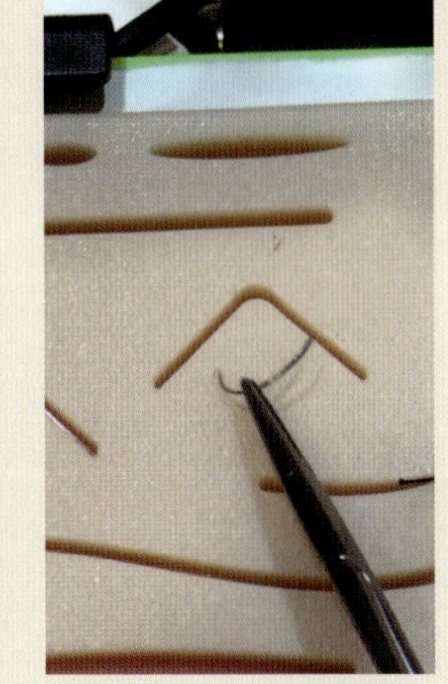
④リズムよく再び刺す

この手技のポイント

この練習ではとにかく1、2、3のリズムよく！（ゆっくりでもいいです。）

動画ダイジェスト：運針のスピード（10回）#7

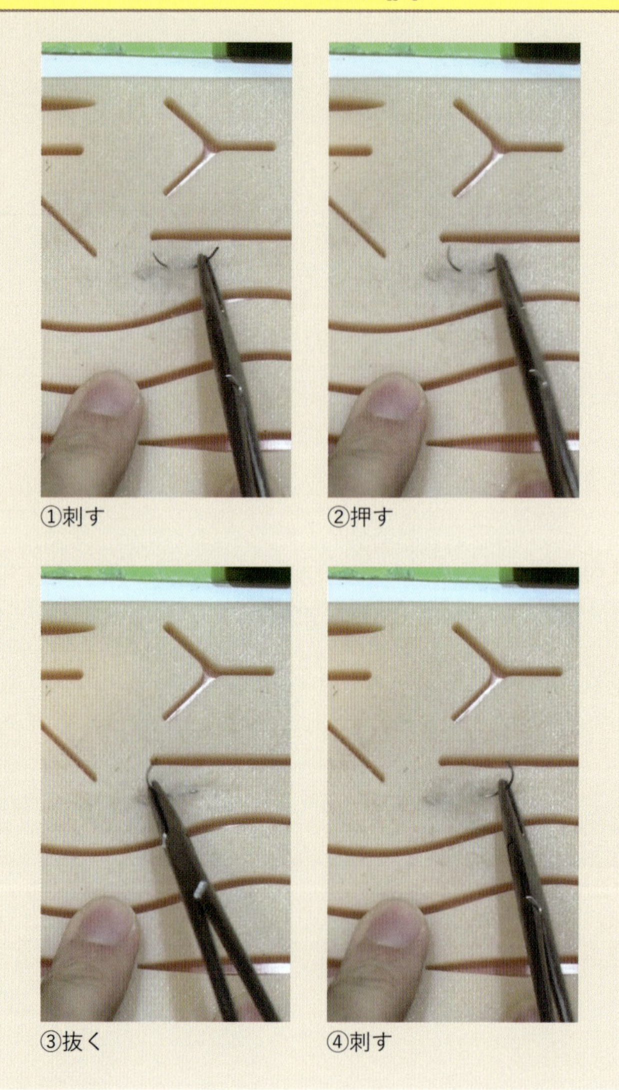
①刺す
②押す
③抜く
④刺す

この手技のポイント

この練習では、とにかくスピード重視で行ってください。

動画ダイジェスト：順針・逆針で交互に運針する（計3回ずつ）#8

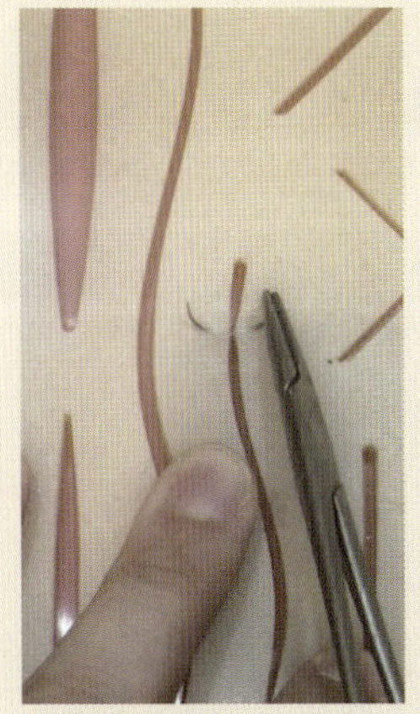
①順針で運針

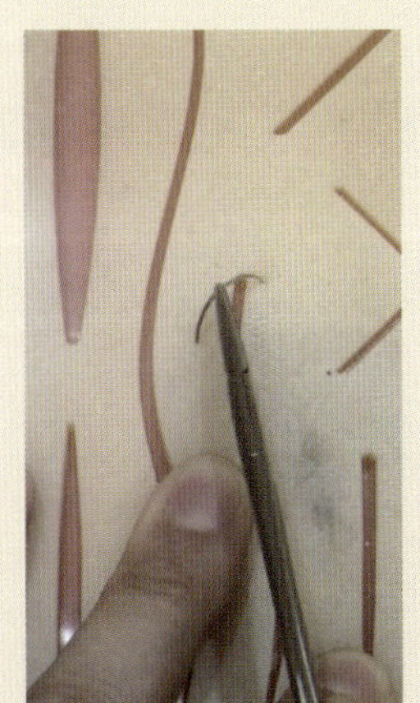
②針を抜いて、逆針に持ち替え

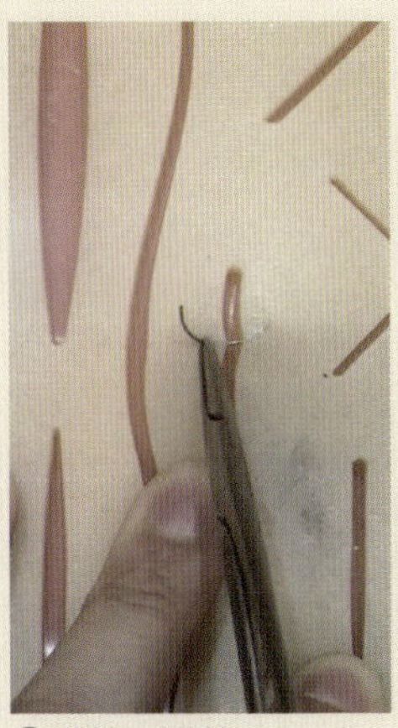
③逆針で運針

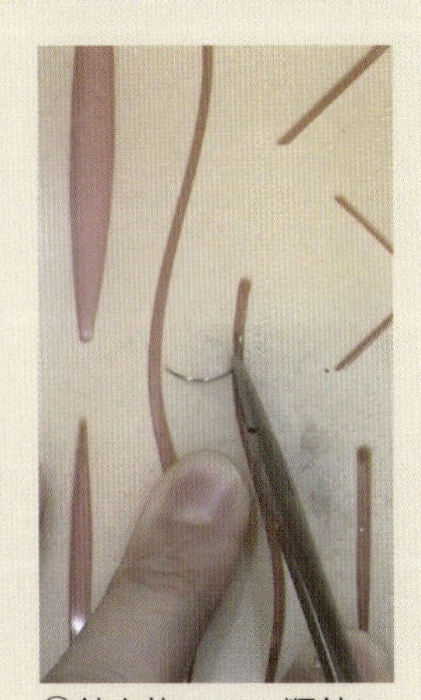
④針を抜いて、順針に持ち替え

この手技のポイント

「順針から逆針」「逆針から運針」に持ち替えやすい手の向き、持針器の向きがあります。ご自身の感覚がありますので、トレーニングの中で発見してください。

第3章

左手を鍛える！

第２章で、しっかり右手のトレーニングをしていただけたでしょうか。様々なスポーツで左手（非利き手）の重要性が言われています。例えば、ボクシングの「左を制するものは世界を制する」やバスケットボールの「左手はそえるだけ」などです。手術においても、左手の動きは重要です。組織を把持する際の鑷子は主に左手で使用し、愛護的な操作でなくてはいけません。右手で剥離を行う際は左手でカウンタートラクションをかけることが重要です。このように、右手のトレーニングで習得した技術を十分に発揮するには、左手の働きがあってこそです。手技・手術を直接または動画で見る機会があれば、ぜひ左手の動きにも注目してください。

左手を使用する手技トレーニングは、なかなか決定的なものがなく、これまでも試行錯誤してきました。私が研修医の頃に指導医から教わったトレーニング方法は「左手のお箸」でご飯を食べることでした。以前は今ほどoff the job trainingの機材が充実していませんでしたので、なんとか日常のものを使ってトレーニングしていこうという気概があったのだと思います。実際「左手のお箸」でトレーニングしていた時期もあります。使い慣れていない左手を使うにはよい練習になりますし、動きに困った時に右で持った時の動きを観察して左に反映させることになるので、自分の動きを客観的に評価するトレーニングになるのですが、正直ご飯が美味しくありませんでした（笑）。本章では通常、右手（利き手）で行う手技を敢えて左手（非利き手）で行うことで、左手の動きを鍛えます。

それでは左手を鍛えるトレーニングとして、以下の3つを紹介します。もしも手技をうまく行うことができなければ、右手で行ってみて動きを確認し、再度左手で行うようにしてください。

・左手で糸を切る
・左手で運針する（スピード）
・左手の鑷子を使って結紮する

手術機器は右利き用に作られていることが多く、特に剪刀（ハサミ）はその最たる例です。皆さんが日常で使用しているハサミもそうだと思います。結紮した糸を切断する際に右手で剪刀を使用しますが、これを敢えて左手で切断することで左手の動きを鍛えます。後述していますが、ハサミの特性（刃同士がどのように擦り合わさっているか）を理解して実施してください。また左手の動きをスムーズにするために、右手で実施する運針・結紮を左手で行います。特に結紮は、この動き自体が鏡視下縫合結紮につながっていきますし、左手の鑷子で糸を把持する動きは、組織を細かく把持する動きにもつながります。左手をしっかり鍛えて技術力をワンランク上げましょう！

なお、本書では紹介していませんが、手で行う糸結びも普段やっている方法と逆の動きをしてみると、普段の動きを確認することになります。何気なくやっていた普段の糸結びを見直すことになり、より理解が深まります。

左手で糸を切る

必要物品 アルミトレイ、マグネットフック、糸、剪刀（ハサミのこと）

まず、マグネットフックに糸結びを行ってください。結んだ糸を左手で切断しましょう。前述したように手術器具は右利き用に作られていることが多く、剪刀もその一つです。本来は右手で使用するのですが、右手に他の器具を持っていることもあり、左手で糸を切る機会も少なくありません。剪刀の刃と刃が擦り合う方向に力をかけることが重要です。剪刀の刃を擦り合わせることを意識すれば、右手で糸を切る際に切り損ねることがなくなります。なるべく剪刀の先で切ることを意識してください。

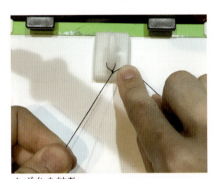
まず糸を結紮

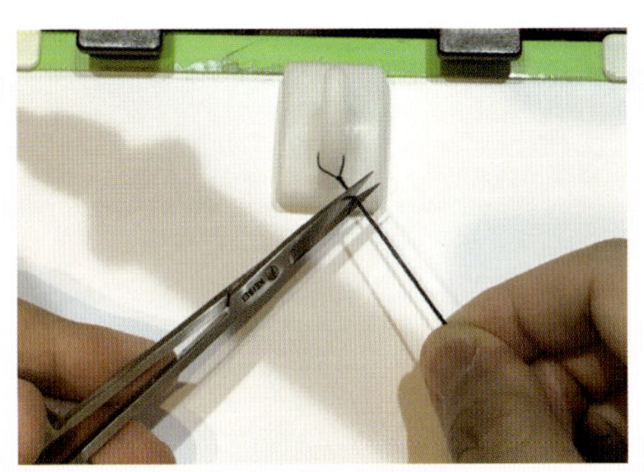
結紮した糸を左手の剪刀で切断

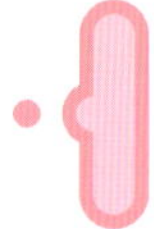

左手で運針する

必要物品　**持針器、針、縫合パッド、アルミトレイ、（マグネットクリップ）**

第２章で行った右手の運針スピードを鍛えるトレーニングを左手で行いましょう。持針器も剪刀と同じで、ラチェットをかけずに運針手技を行うこともできますが、もしラチェットがかかった場合、その固定を外す時に力をかける方向を意識する必要があります。実際に左手（非利き手）で運針することはないのですが、敢えて使いづらい左手で運針することで、「どうやればうまく運針できるか」を考えるようになり、自然とそれが右手の運針に還元されます。10回運針するのにかかる時間の目安を掲載しています。慣れない左手ですが、右手と同じくらいのスピードで運針できるように頑張ってください。

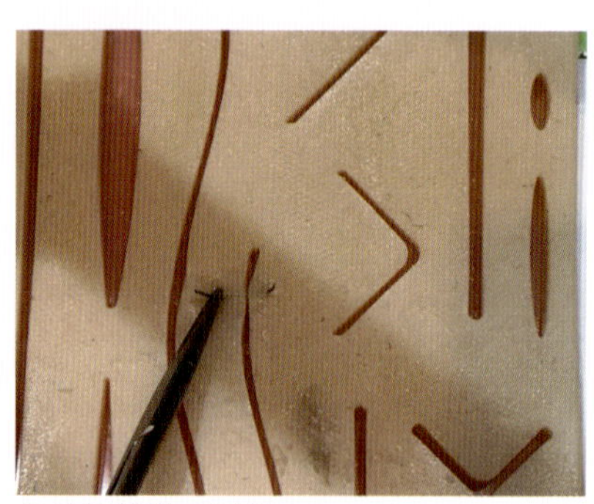
左手持針器で運針

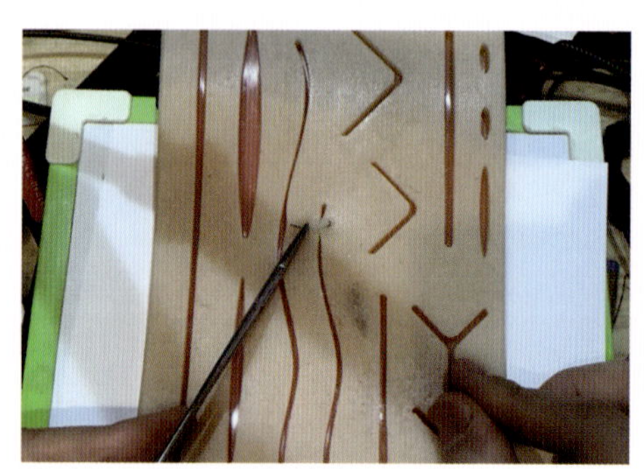
左手とわかるように広角

左手の鑷子を使って結紮する

必要物品 **持針器、鑷子、アルミトレイ、マグネットフック**

左手で使用する鑷子は、組織を愛護的に把持するだけでなく、非常に細かいものを把持することも要求されます。左手の鑷子で素早く的確に対象物を把持することが重要です。このトレーニングは、機械結びの左手の役割を鑷子に置き換えて結紮することで、左手鑷子の動きと鑷子で細い糸をスムーズに把持する力を鍛えます。糸は10 cm程度で準備し、あらかじめフックに糸を結紮した状態から開始します（持針器で把持する方の糸を長く調整してください）。結紮はオーバーラップ（写真１）、アンダーラップ（写真２）を交互に行い、10回結紮にかかる時間を計測してください。動画をよく見ると気づくと思いますが、糸を抜く方向をどうすれば引っかかりにくいかなどスムーズにいくためのポイントがあるので、何度も動画を確認して見つけてください。この動きは、第５章の鏡視下手技の動きにもつながっていきます。

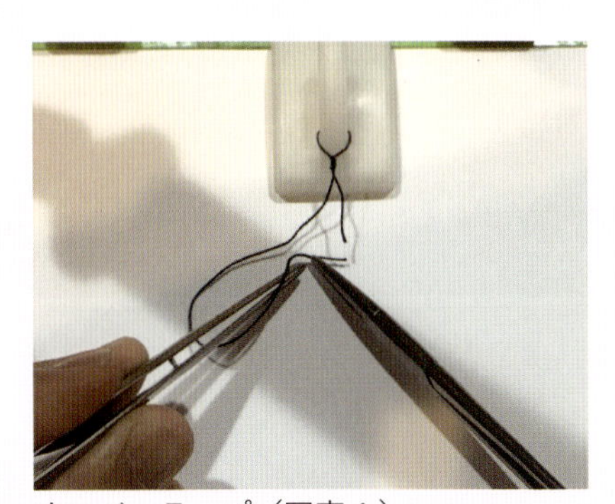
オーバーラップ（写真１）

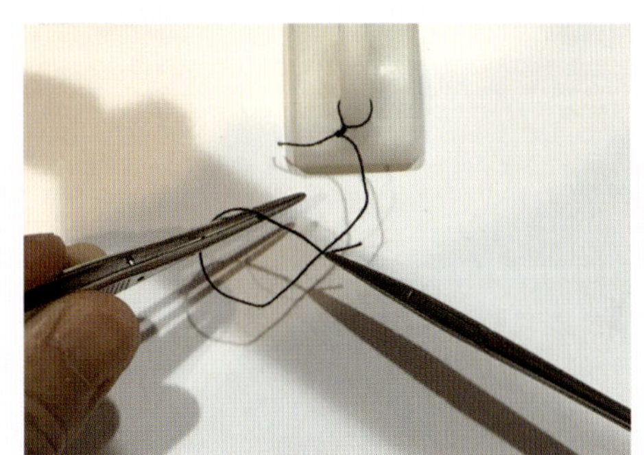
アンダーラップ（写真２）

以下は、左手を鍛えるためのトレーニング動画です（表5）。

表5　左手を鍛えるためのトレーニング

ポイント	動画
左手の剪刀で糸を切る #9	左切り 目標タイム　なし
左手で運針する #10 （10回運針）	左運針 目標タイム　80秒
左手の鑷子を使って結紮する #11 （10回結紮） オーバーラップとアンダーラップを交互に行う。	鑷子結紮 目標タイム　40秒

動画ダイジェスト：左手の剪刀で糸を切る #9

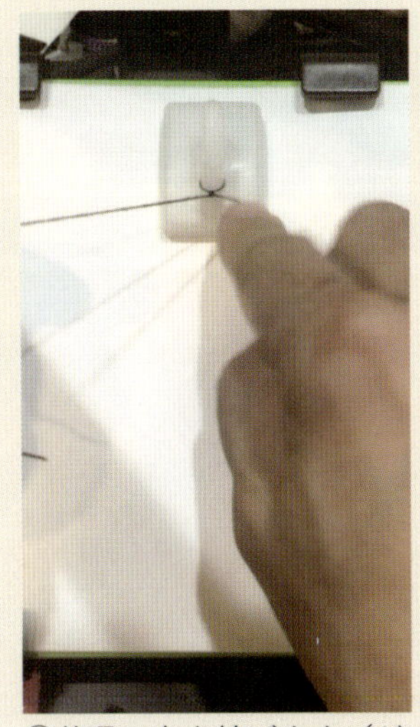
①普通に糸を結びます（どの結び方でもOK）

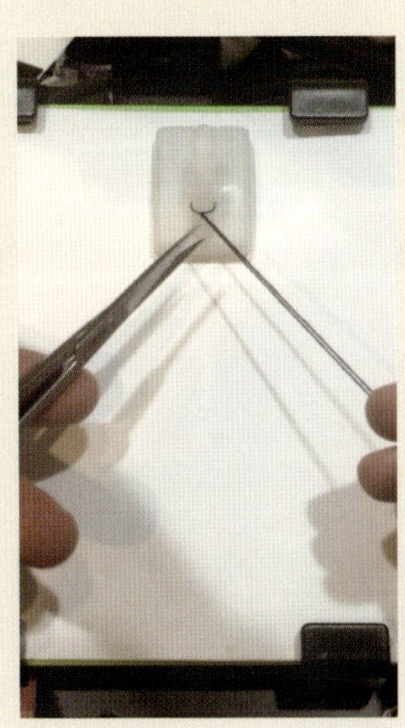
②右手で糸にテンションをかけ

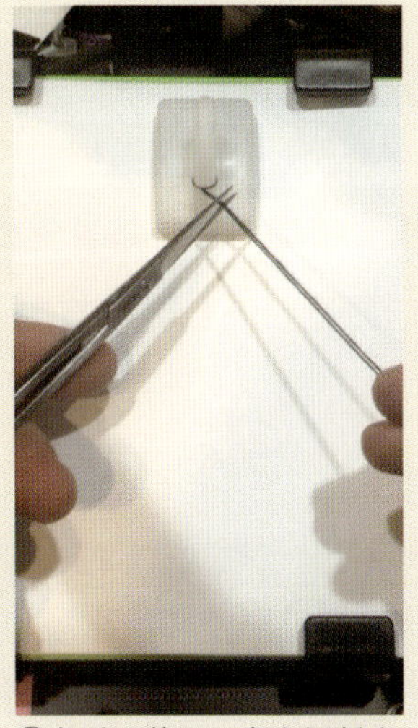
③左手の剪刀で糸を切断する

この手技のポイント

通常、剪刀は右手用に作られています。そのため左手で使用する場合は、意識して２枚の刃が擦り合うように動かす必要があります。切断する前に糸結びもあるので、糸結びのトレーニングも兼ねてください。

動画ダイジェスト：左手で運針する（10回）#10

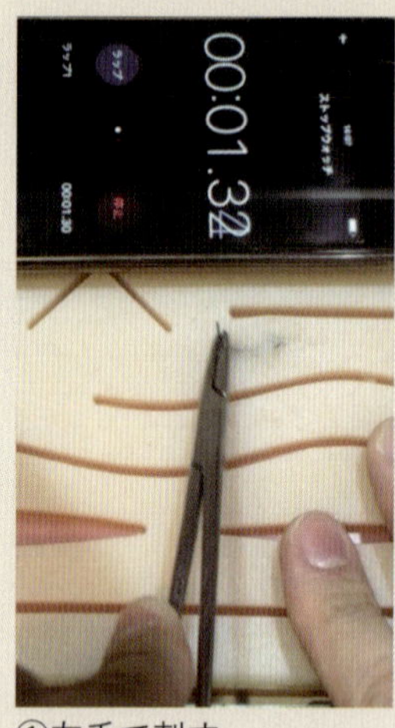
①左手で刺す

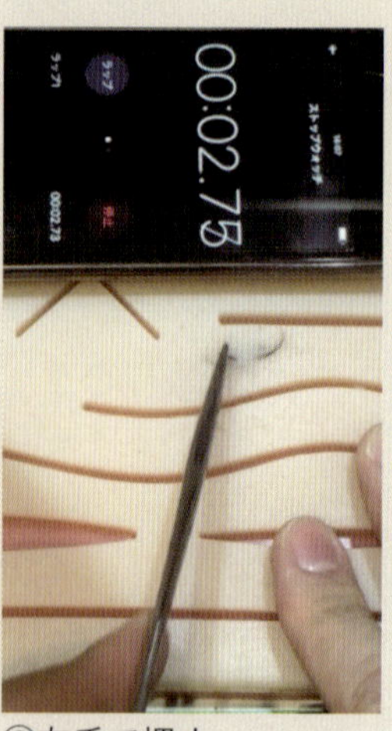
②左手で押す

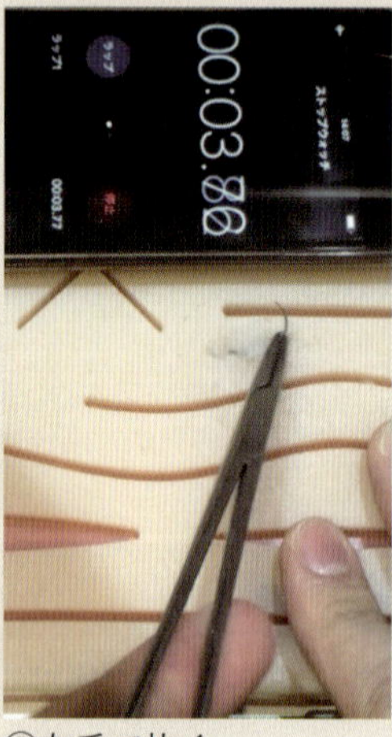
③左手で抜く

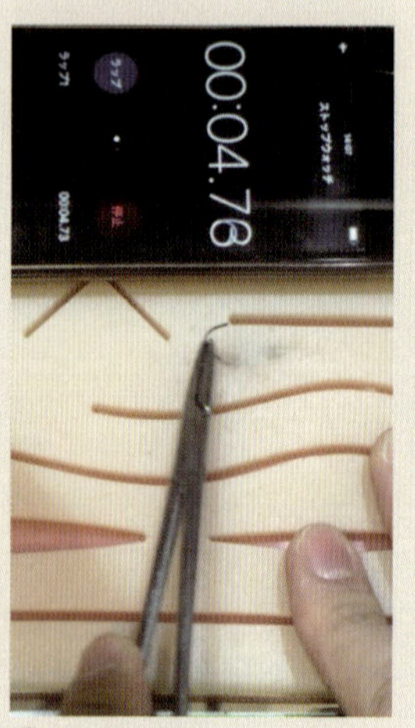
④左手で刺す

この手技のポイント

このトレーニングは、とにかくスピード重視で行ってください。左手で行う運針の動き・持針器の開閉に慣れましょう！

動画ダイジェスト：左手の鑷子を使って結紮する（10回）#11

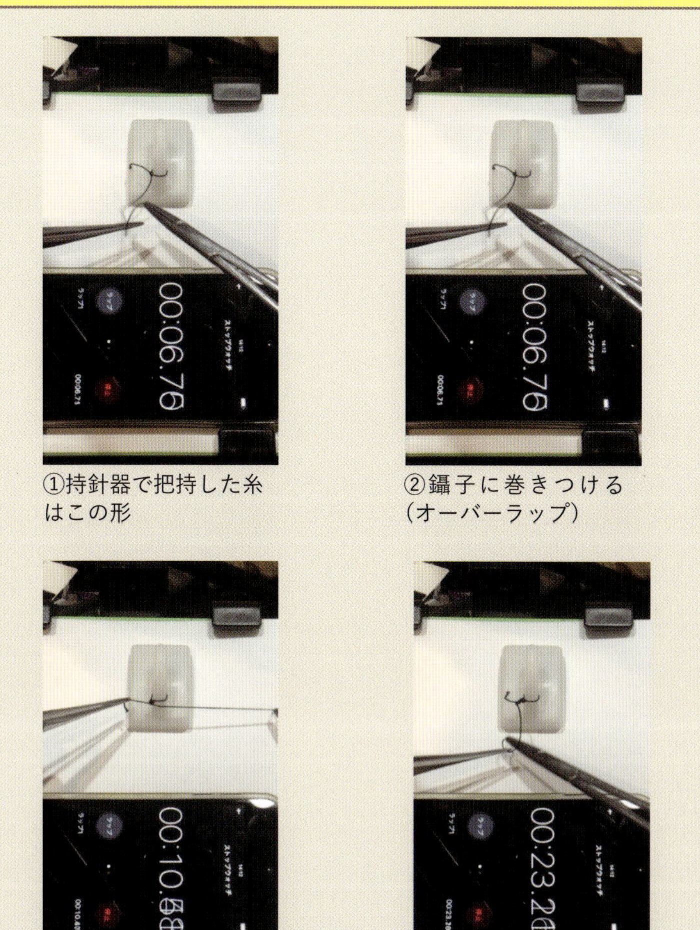

①持針器で把持した糸はこの形

②鑷子に巻きつける（オーバーラップ）

③結紮する

④アンダーラップ

この手技のポイント

このトレーニングでは結紮手技だけでなく、左手の鑷子で素早く糸をつかむことも重視してください。

第4章

両手を鍛える！

いよいよ両手を使ったトレーニングを紹介します。両手を使う上で大切なことは、右手と左手の協調運動です。つまり右から左、左から右へスムーズに動作を連続させることだけでなく、本章で説明する動きのためのサポートを行うことが大切です。両手をスムーズに使えるようになることで、実際の手術に役立ちます。

垂直マットレス縫合＋左手鑷子で結紮する

必要物品 持針器、鑷子、針、糸、縫合パッド、（マグネットクリップ）

垂直マットレス縫合は、皮膚縫合法の一つですが、①針を深く運針する、②針の向きを変える、③針を浅く運針するという異なる3つの手技から構成されています。これをスムーズに行うことが、まさに両手の協調運動のトレーニングです。垂直マットレス縫合がわからない方は、YouTube『山根塾』で過去に公開している動画を見て、学習してください。QRコードを掲載しておきます。

←垂直マットレス縫合の動画はこちら

運針の際、針糸が一体型になっている場合は、そのまま針を把持し、次の体勢にしておくことができますが、ばね針を使っている方は、針を把持してしまうと糸が抜けてしまうので、針で折返った後の糸の部分を2本まとめて把持することをお勧めします。なお糸は12〜15 cm程度がやりやすいです。運針後の結紮は、実際の手術は両手で結紮するか、左手と右手の持針器で行う機械結びで行われますが、このトレーニングでは第3章で行ったように、左手の鑷子を用いて結紮しましょう。結紮時は、オーバーラップ→アンダーラップ→オーバーラップで3回結紮してください。できる限り糸を短くして糸を切断してください。また糸を切断する際、第3章と同じように左手で切断しましょう。この手技も縫合パッドの硬さによって運針のスピードが変わってしまいますが、2針縫合結紮するのにかかる時間の目安を掲載しておきます。なお、動画（表6 #12）はアップロードの関係で2倍速に編集して紹介しています。

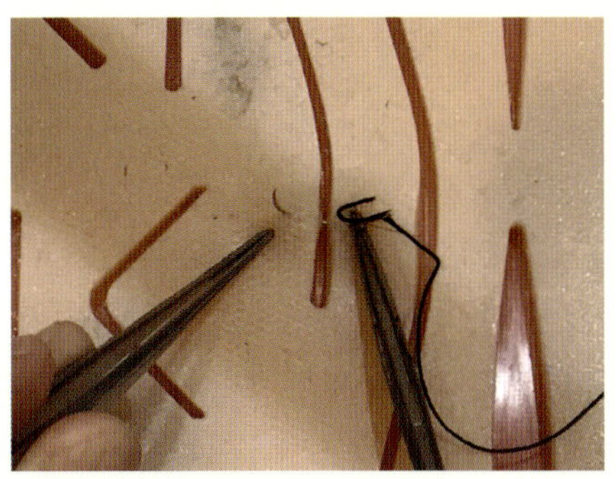
運針

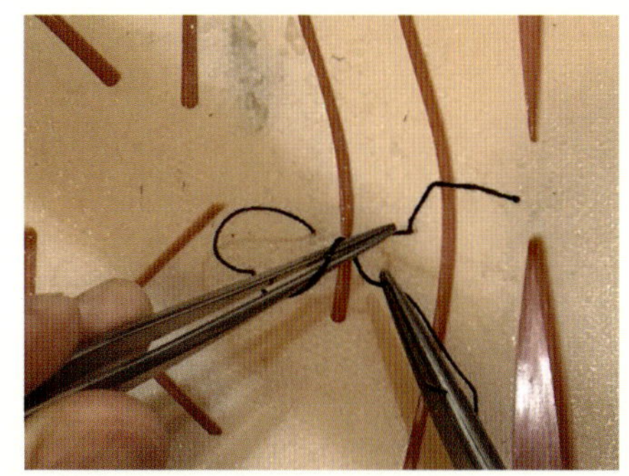
オーバーラップで第一結紮

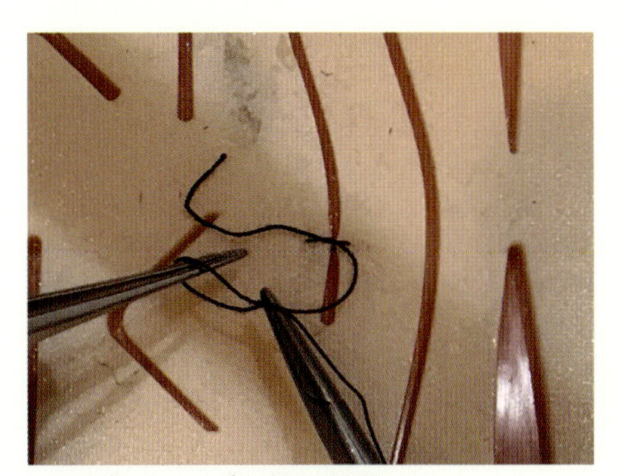
アンダーラップで第二結紮

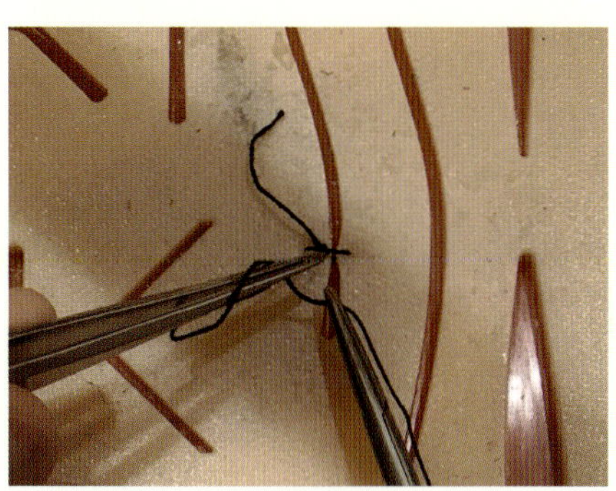
オーバーラップで第三結紮

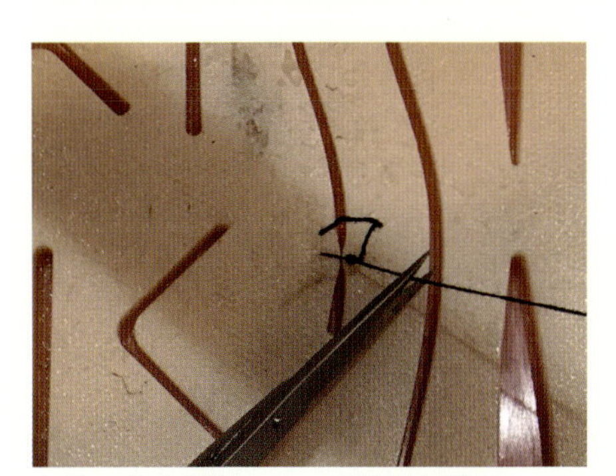
左手で糸を切断　→　2針目に移る

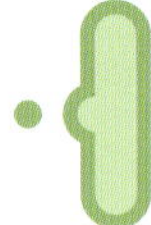

右手持針器＋左手鑷子で鶴を折る

必要物品 無鈎鑷子、持針器、折紙（7.5×7.5 cm）

SNS（特にX）で医療系の方をフォローされている方は、タイムラインで一度は折り鶴の動画や写真を見たことがあるかもしれません。一見手術と全く関係ないように感じる折り鶴ですが、右手と左手のコーディネーションを鍛える動きに適しています。その理由は、そこそこの工程がある、初回は短時間では終わらない、やっている人が多い、出来上がりを確認できる、難しければ手に変更するコンバージョン（手術でいうと、開腹移行や術者交代）ができるからです。

まず、右手に持針器、左手に鑷子のスタイルで鶴を折ってください。紙があちらこちらに動かないように、できる限り一定の場所で行いましょう。滑る場合はコルクマットなどを下に敷くと固定性が増します。直視の操作で鶴を折り、出来上がった鶴の羽に日付、累積の数、タイムなどを記録しておくと振り返ることができます。写真におさめてもよいでしょう。この動画（表6 #13）もアップロードの関係で5倍速に編集して紹介しています。初めてやる方はかなり時間がかかると思います。もし1羽折ることにすごく時間がかかるようなら、中断して別の日に続きをやるという部分的に工程を進めていく方法でもよいです。手技を続けることでだんだん速く折れるようになってきて、短時間で完成できるようになってきます。

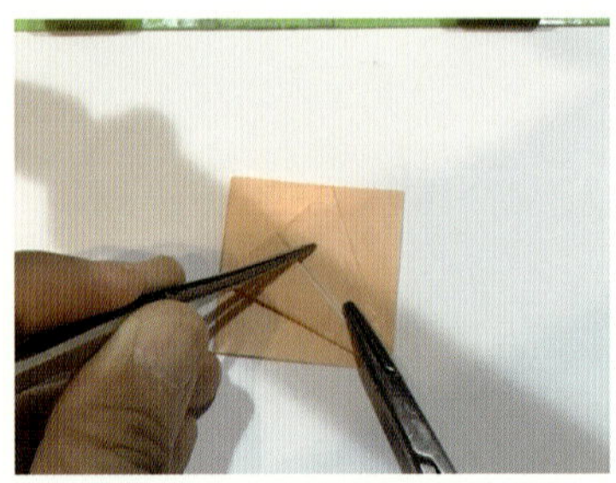

左手鑷子、右手持針器で鶴を折る

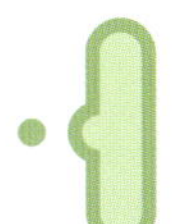

水平マットレス縫合でピッチとバイトのトレーニング

必要物品 針、糸（長め）、鑷子、持針器、縫合パッド、（マグネットクリップ）

ここまでのトレーニングは主に手技のタイムを計測してきましたが、今回の手技は実際に写真を撮って評価してください。まず「ピッチ」と「バイト」という名称をご存知でしょうか。「ピッチ」は縫合と縫合の距離のこと、「バイト」は針の刺入点から（例えば皮膚の）切開線までの距離のことを言います。ピッチとバイトは、当間隔にすることが理想的です。対象にする臓器・サイズにもよりますが、直視では2～5 mm間隔、モニター・拡大鏡視では1 mm間隔で縫合することもあります。

このトレーニングでは6回縫合（水平マットレスとして3回）を行い、ピッチとバイトを評価してください。糸は10 cm程度あれば十分だと思います。結紮しないため、糸を抜けば何度も使用することができます。トレーニング終了後にぜひ写真を撮ってください。トレーニングを重ねていくと、最初の頃よりも整っていると、比較してわかります。

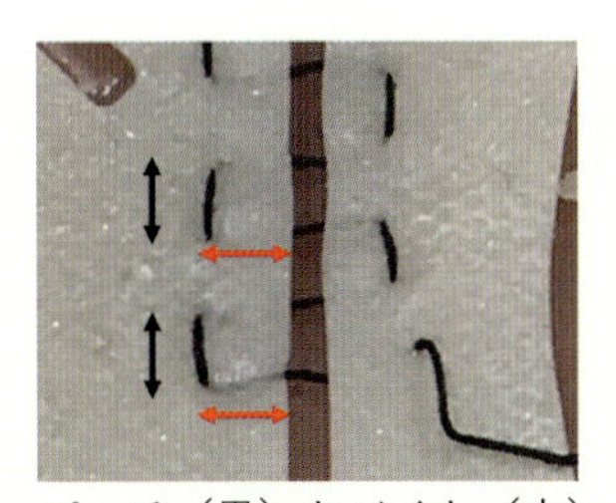

ピッチ（黒）とバイト（赤）

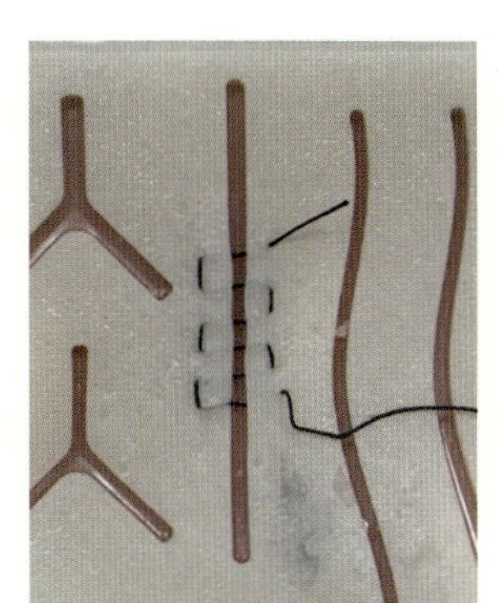

整っている

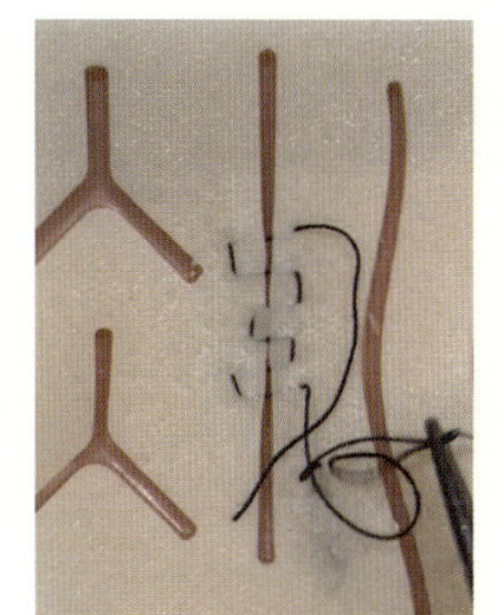

整っていない

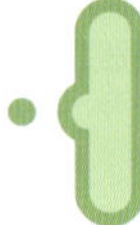

複雑な運針を鍛える！

必要物品 持針器、鑷子、針・糸、ティッシュ、マグネットクリップ、油性ペン、型

この手技は、かなり実践的な内容になります。実際の手術では一定の方向に単純な運針を繰り返していくことはほとんどなく、対象の臓器にあわせて針の方向・運針の方向を決定します。また縫合する対象の臓器が非常に脆いこともあり、運針に余計な力がかかると針で組織を裂いてしまうことがあります。フリーで運針を進めていくことは難しいので、あらかじめつけておいた印を目印に運針してください。

まず、以下のQRコードから台紙を印刷して、クリアファイルなどで型を作ってください。

←こちらのQRコードから台紙をダウンロードしてください

針を抜いた後、すぐに次の運針の態勢になるように心がけてください。また針の向きを変える時は、指を使わずに鑷子で行うようにしてください。針刺し事故を絶対に起こさないために重要なことです。運針では、ティッシュにつけたマークから大きく外れないように、またティッシュが破れないように丁寧に運針してください。運針開始から運針終了までのタイムを計測しますが、速さよりも丁寧さを優先してください。

台紙をダウンロードして印刷する（A４）　ティッシュに点を打ち込んで完成

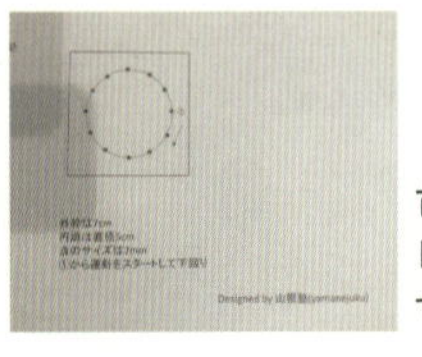

台紙をダウンロードして印刷する（A４）

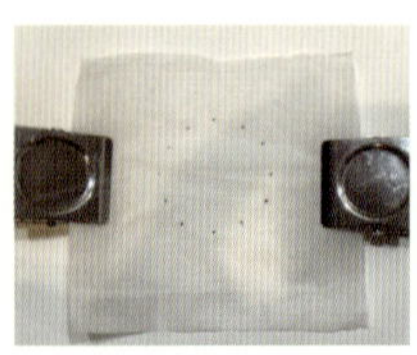

ティッシュに点を打ち込んで完成

以下は、両手を鍛えるためのトレーニング動画です（表6）。

表6　両手を鍛えるためのトレーニング

手技	動画
垂直マットレスで縫合して 左手の鑷子で結紮 #12 動画は2倍速	目標タイム　なし
右手持針器、左手無鈎鑷子で折り鶴 #13 動画は5倍速	目標タイム　360秒
水平マットレス縫合で ピッチとバイトを揃える #14 終了時に写真を撮る	目標タイム　なし
複雑な運針を練習する #15 （1周）	目標タイム　120秒
型の作り方 #16	

動画ダイジェスト：垂直マットレスで縫合して左手の鑷子で結紮 #12

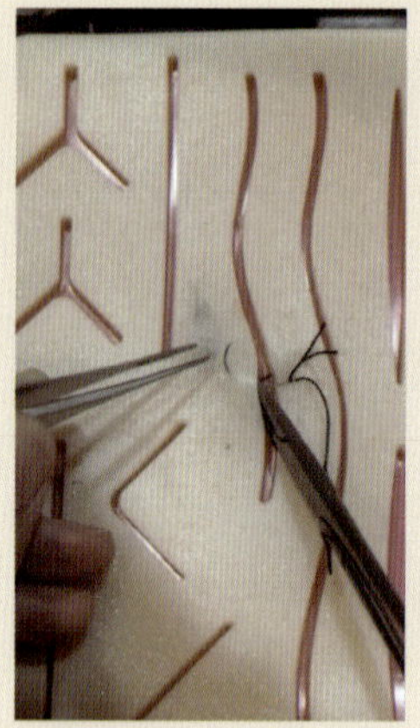

①垂直マットレス縫合の第１運針

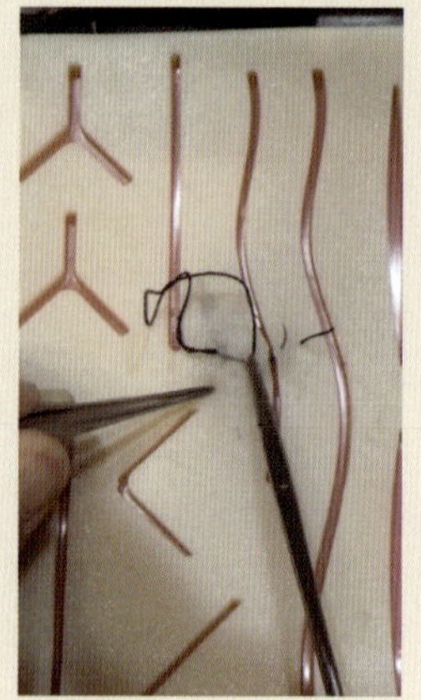

②垂直マットレス返しの第２運針（逆針）

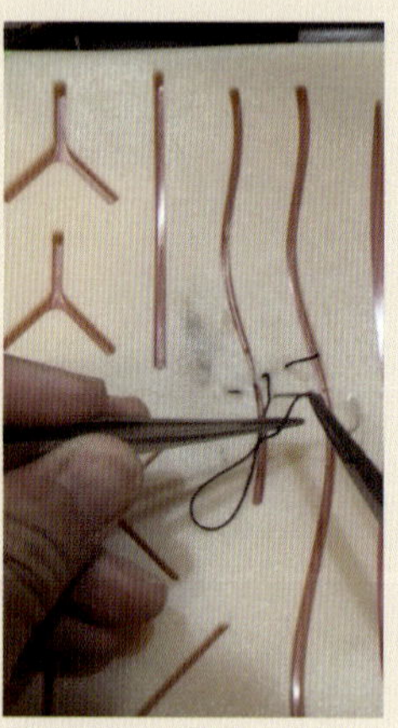

③左手の鑷子で結紮（３回）

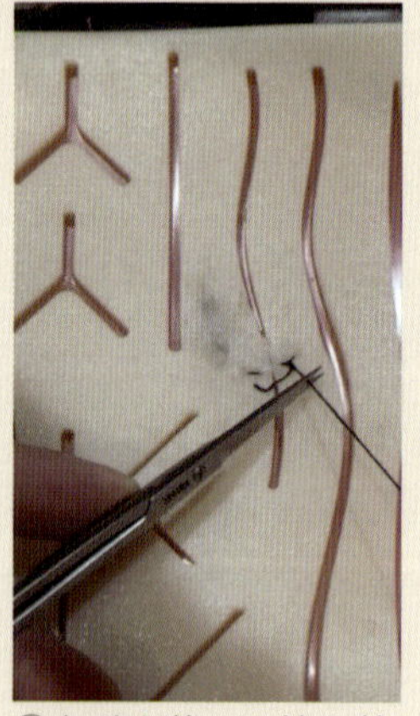

④左手を剪刀に持ち替えて切断→２針目へ

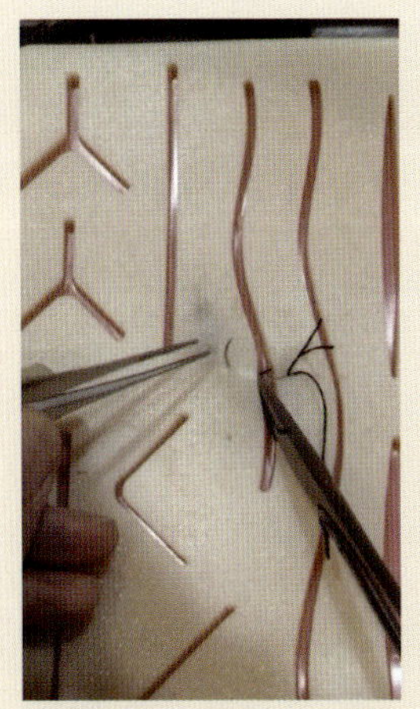
⑤指を使わず鑷子で針を持ち替える

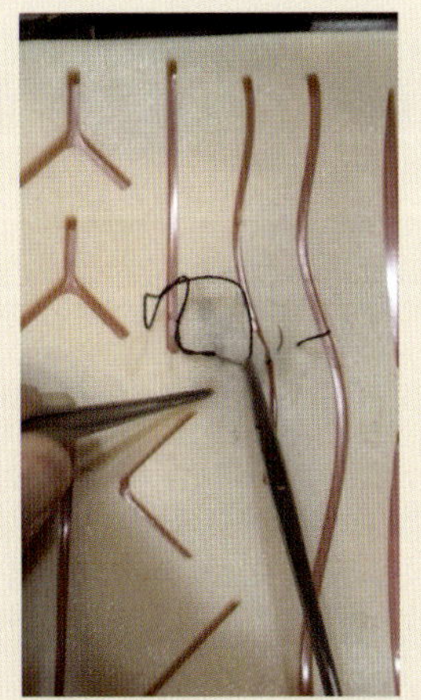
⑥再度垂直マットレス縫合

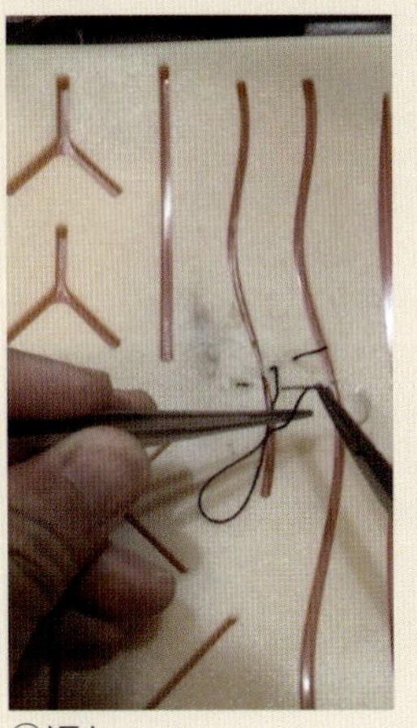
⑦返し

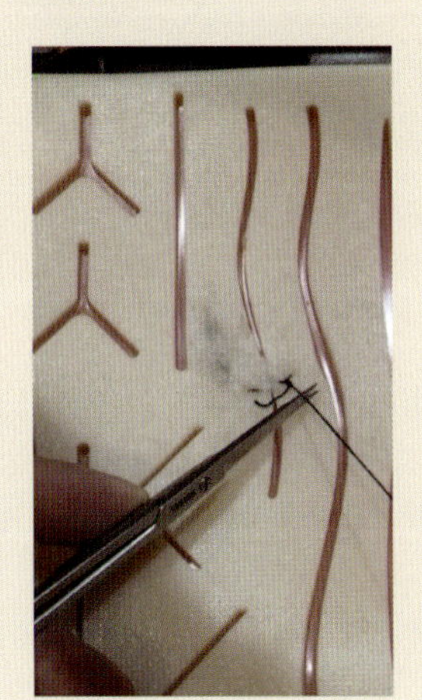
⑧結紮して切断

この手技のポイント

単結節縫合と同じ深い運針を行った後に、逆針に持ち替えて、その内側で第２運針（浅い縫合）を行います。針の返しがスムーズにできるかも大切なポイントです。

動画ダイジェスト：右手持針器、左手無鈎鑷子で折り鶴 #13

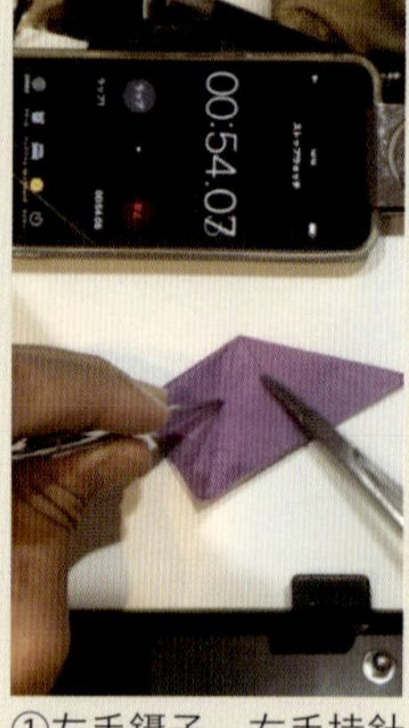

①左手鑷子、右手持針器で折り鶴

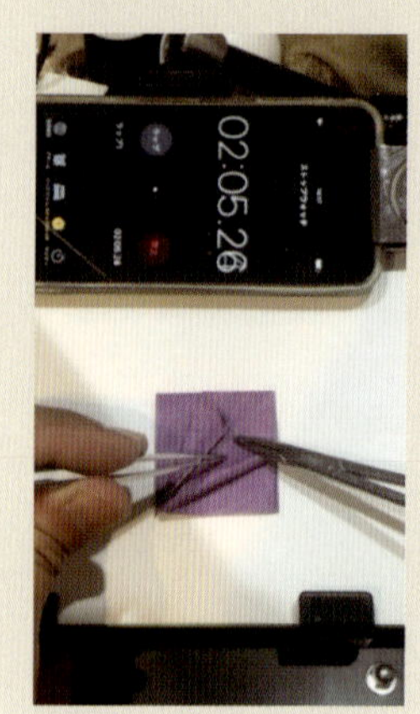

②滑るのでうまく支えることが重要

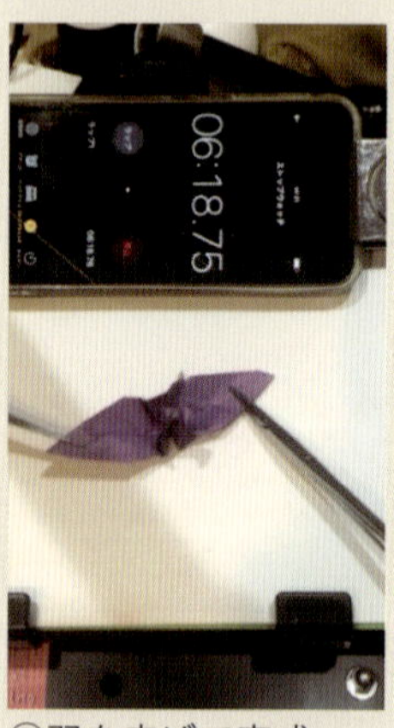

③羽を広げて完成

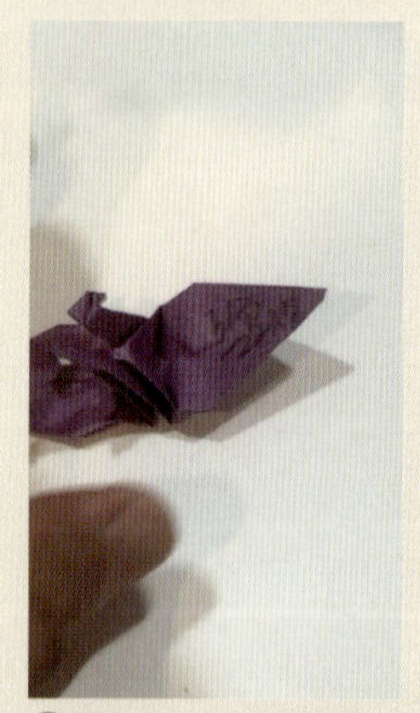
④羽にタイムを記載するとわかりやすい

この手技のポイント

もし折り紙が滑ってやりにくいのであれば、コルクマットを下に敷いて行ってもよいです。タイムを測っていますが、速くやるというよりも丁寧にやって、最終的に速くなるという状態が理想的です。

動画ダイジェスト：水平マットレス縫合でピッチとバイトを揃える #14

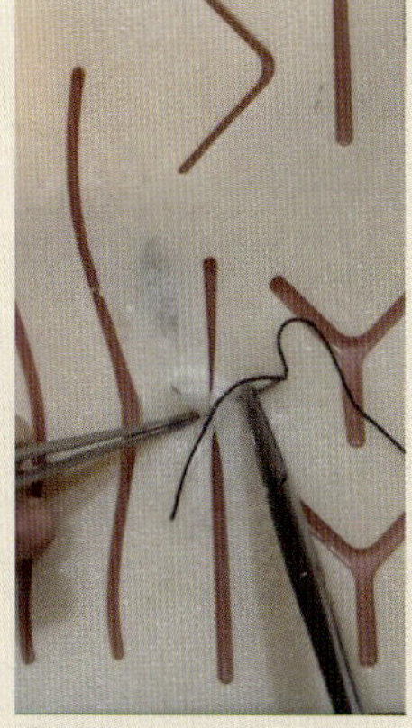

①順針で運針（バイトを決定）

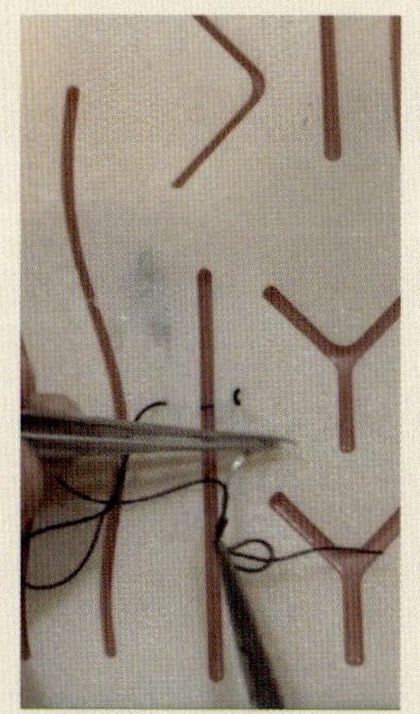

②鑷子針、持針器糸を持ち回転（逆針）

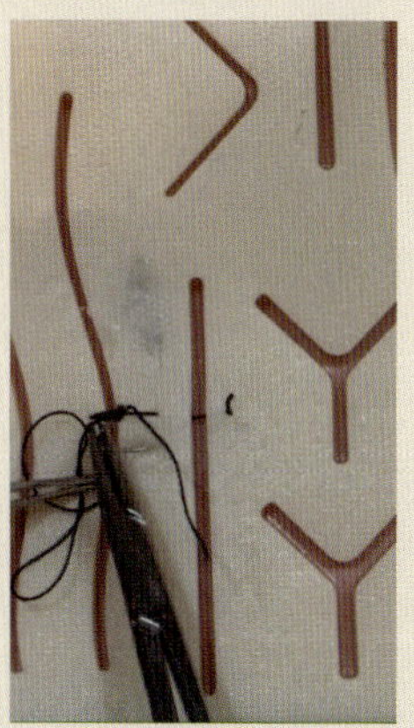

③逆針で運針（ここでピッチが決定）

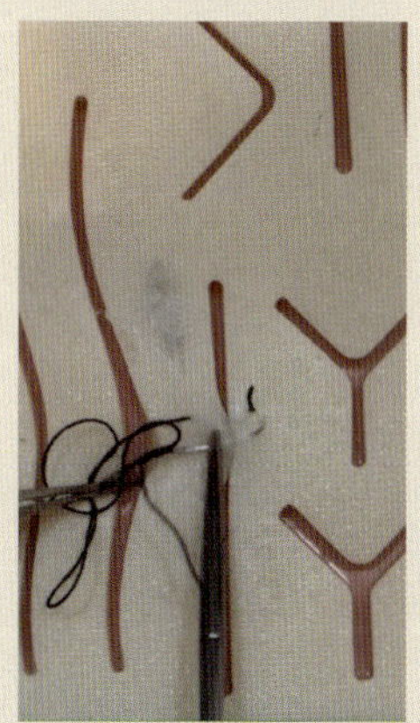

④同じバイトになるよう針を出す

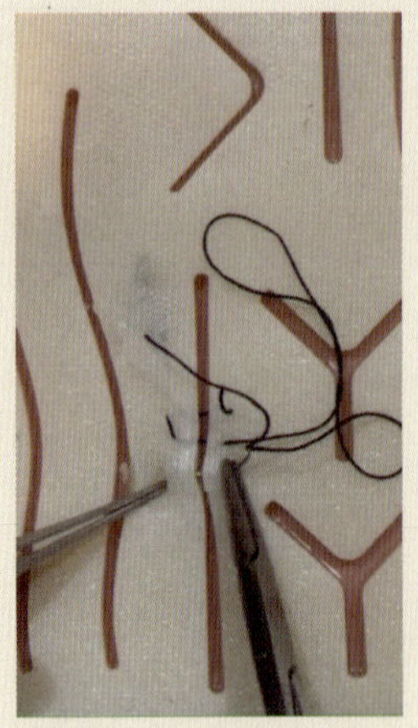

⑤同じピッチ＆バイトで順針

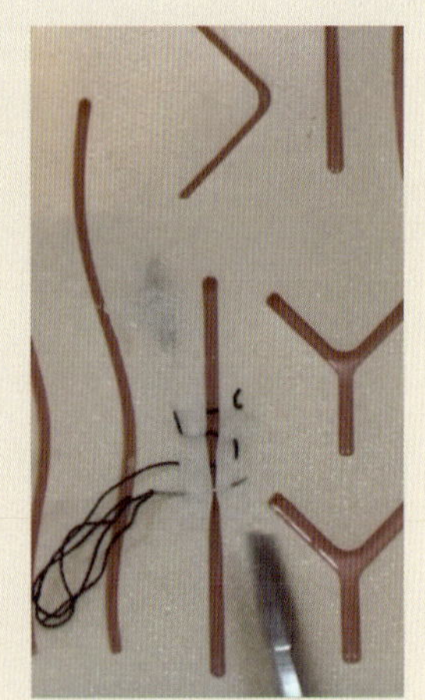

⑥同じピッチ＆バイトで逆針

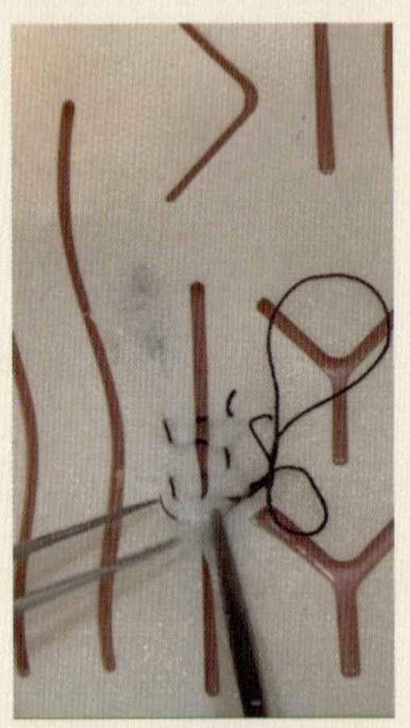

⑦もう一度繰り返して3往復

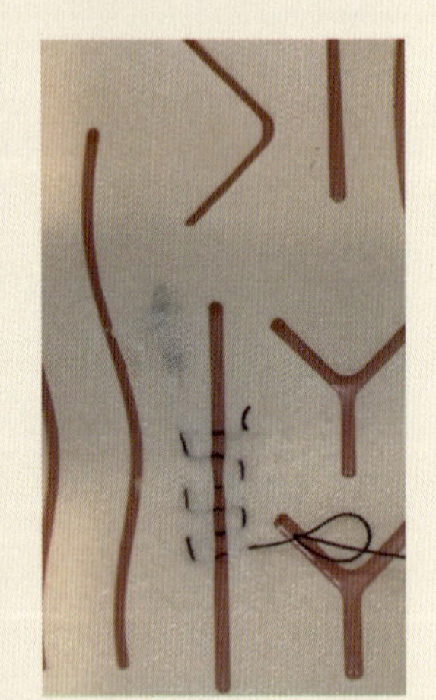

⑧出来上がりでピッチ＆バイトを確認

この手技のポイント

ピッチとバイトを意識した運針トレーニングです。運針を始める前に、ご自身でピッチとバイトを何mmと設定（3、4、5 mmを推奨）して実施して、終了後に実際に計測してください。

動画ダイジェスト：複雑な運針を練習する #15

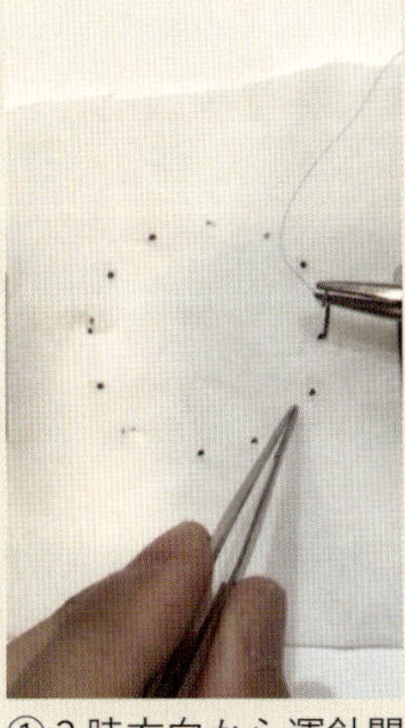
①3時方向から運針開始

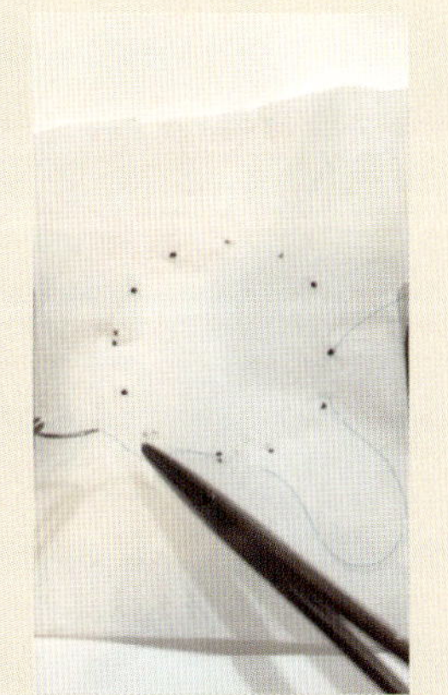
②糸を把持して角度を調整

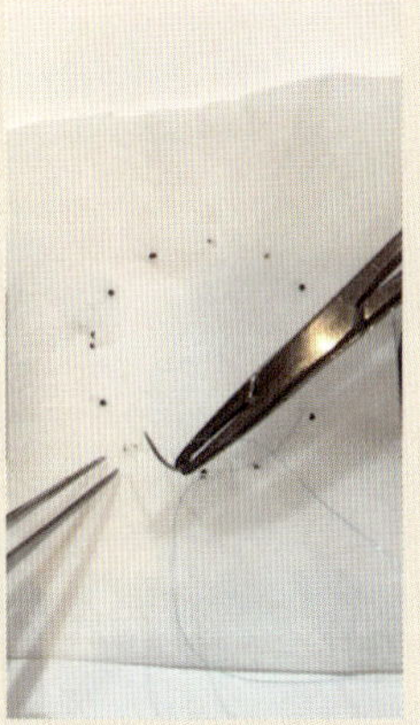
③点の角度に針をあわせる

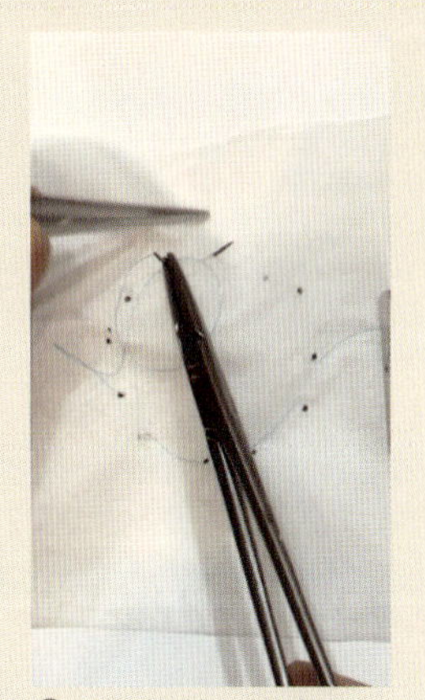
④1周運針して完了

この手技のポイント

ティッシュを裂くことがないように、丁寧な運針を心がけてください。針を刺して出す時にティッシュが裂けやすいので、針の彎曲に沿って針を抜いてください。針の方向を変える時は、指を使わずに鑷子を使用してください。

動画ダイジェスト：型の作り方 #16

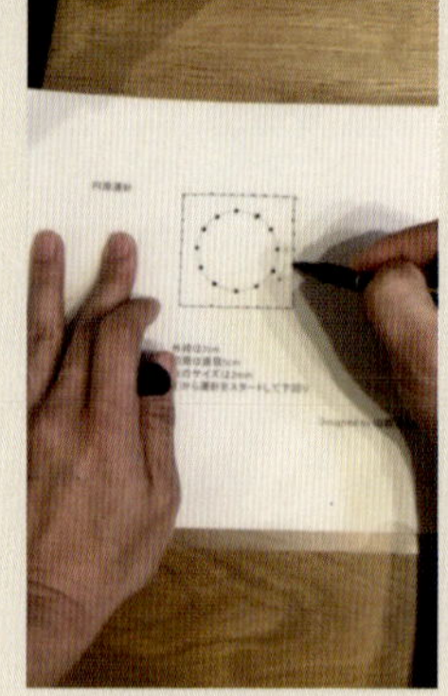

①台紙を印刷してクリアファイルに写す

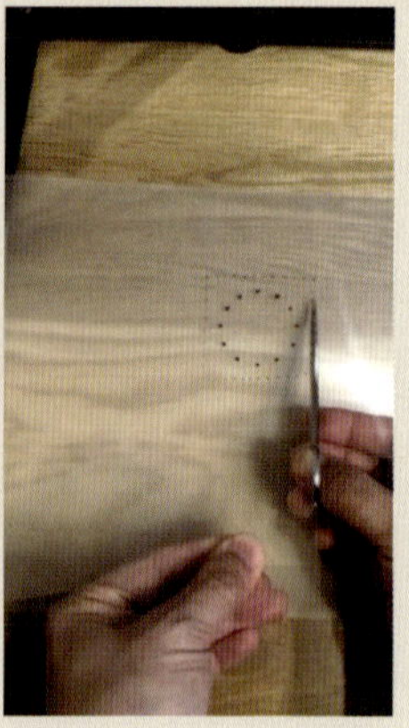

②クリアファイルから型抜き

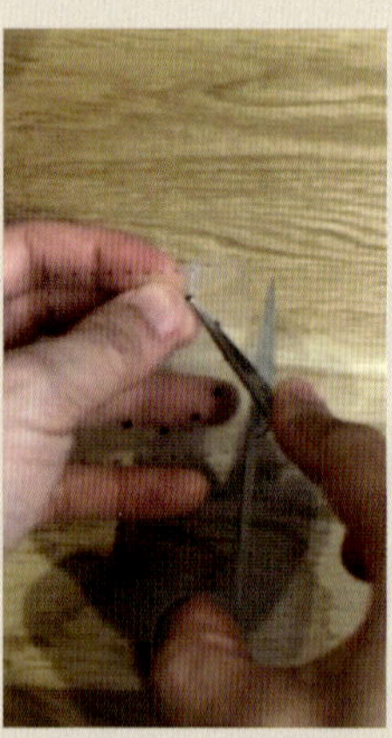

③点の部分に穴を開ける

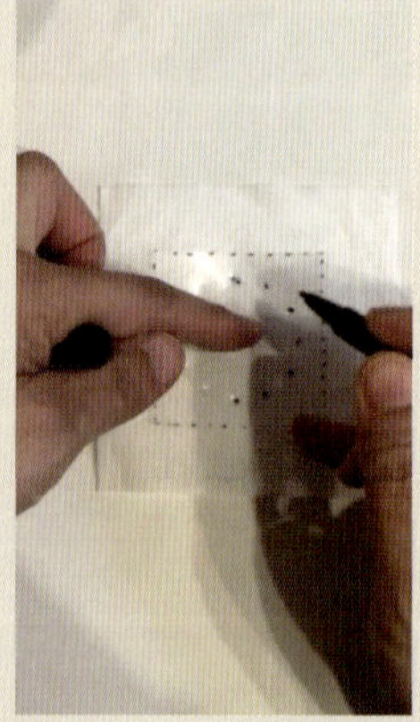

④ティッシュに印を打って完成

第5章

鏡視下手術（腹腔鏡、胸腔鏡など）に向けたトレーニング

腹腔鏡手術、胸腔鏡手術といった鏡視下手術が広く行われています。鏡視下手術は交代以外に指導医が途中で手を出す（手助けをする）ことが難しいため、自分自身の技術力を高めておくことが非常に重要です。外科にかかわらず、他の診療科でもモニターを見ながら手技を行うことも増えています。画面で見ている２Ｄを３Ｄに脳内で変換する必要があるため、慣れていないとモニター視の手技は目も頭も疲れます。また鏡視下手術で使用する鉗子類は、直視で使用する鑷子や持針器などよりも道具自体が長いです。長い道具は短いものよりも取り扱いが難しいです。本章では段階的に慣れてもらえるようなトレーニングメニューを設定しています。さっとできるようなら、鏡視下手術の専用器具を使ったトレーニングに移行してください。しかし、鏡視下手術の専用器具やセッティングは少々コスト高になります。Amazonなどに安価なものがありますが、続ける意思が強い方は最初からしっかりしたものを購入しましょう。私はKOTOBUKI Medicalのオムニトレーナーを使用しています。オムニトレーナーは鉗子とカメラのポジション、手技をする対象物のポジションや角度を自由に変えることができるので、ご自身に今必要なスキルのトレーニングに大いに役に立ってくれるはずです。

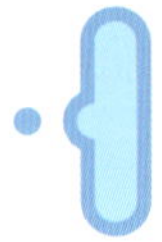

スマホの画面を見ながら縫合結紮トレーニング

必要物品 針、糸、スマホ、スマホホルダー、縫合パッド、（マグネットクリップ）

鏡視下手術の第一歩は、普段直視で行っている手技をモニターを見ながら行うことです。いきなり鏡視下トレーニングのための機材（ドライボックスや持針器・鉗子類）を購入することを躊躇っている方、購入したもののうまく手技を行うことができない方は、この手技から行ってみてください。鏡視下手技がうまくいかない原因は、モニター視であることと、長い鉗子を使った手技になるため距離感が掴みにくく、右手と左手の協調運動が難しい点です。この手技ではスマホの画面を自分と縫合パッドの間に入れ、画面を見ながら縫合手技を行います。画面を見る視線の延長線上に対象物があるため、距離感をイメージしやすく、普段使用している鑷子・持針器などを使用するため、鏡視下の鉗子よりも短く、やりやすいと思います。またこのトレーニングを行う際は、できる限り近接（ズームイン）して行ってください。対象物が大きくなることで距離感が掴みやすくなることと、拡大された画面内に両手の機材の動きを収めるために、小さく無駄のない動きに洗練されていき、両手の協調運動が鍛えられます。画面を見ながら行う手技に慣れるために、まず単結節縫合＋左手鑷子の結紮でトレーニングしてください。縫合結紮後は、モニター視で抜糸まで行ってください。直視よりも結び目の状態や糸とパッドの隙間を確認することができ、「拡大視野」というモニター視の利点を活かしたトレーニングになります。最後まで画面を見ながら行うことを意識しましょう。なお抜糸は、右手・左手どちらで行っても構いませんが、左手を鍛えることを意識するのであれば、左手で実施してください。

- 自分の目と縫合パッドの間にスマホをセットする
- スマホホルダーの角度を調整する
- スマホの画面を見ながら手技を行う

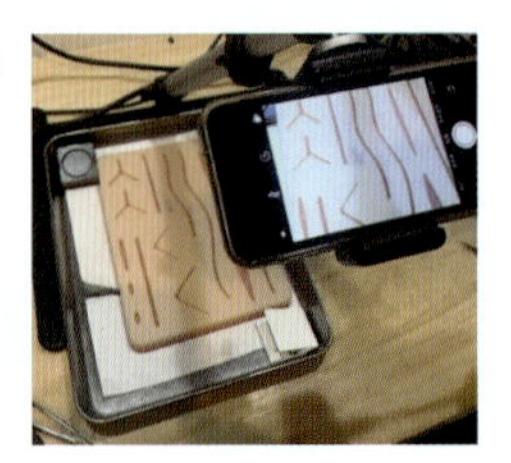

スマホ→モニター出力画面を見ながら縫合結紮トレーニング

必要物品 針、糸、スマホ、スマホホルダー、HDMI関係、モニター、縫合パッド

次は、スマホ画面をサブモニターに出力させる準備をして、正面のモニターを見ながらトレーニングを行います。楽譜を見ながらピアノを弾くことに近い印象があります。第3章でも練習した、垂直マットレス縫合＋左手鑷子で結紮を行ってください。また、次の節の『鏡視下手術の道具を使ったトレーニング』にスムーズに移行するために、持針器と鑷子の向き・角度に注意して実施してください。２つの器具がなるべく「ハの字または並行」になっているかを意識してください。ここではタイムを設定しませんので、ゆっくり形を意識したトレーニングを心がけましょう。この手技でも抜糸はモニターを見ながら行ってください。縫合キットとは別に、少し長い鑷子や持針器を所持されている方は、長い方を使ってトレーニングを実施してください。前述したように、モニター視で距離感を鍛えるには長いものを使用する必要もあります。スマホとサブモニターの接続は有線で行うことをお勧めします。PCと無線で接続することも可能ですが、無線は回線状況によりラグを生じてしまうため有線が望ましいです。Lightningまたはtype-C to HDMI変換コネクターが必要です。

- スマホをモニターと接続する
- モニターの高さは自分の顔の高さになるように調整する
- 正面を向き、モニターを見ながら手技を行う
- 鑷子と鉗子が「ハの字」になるように意識する

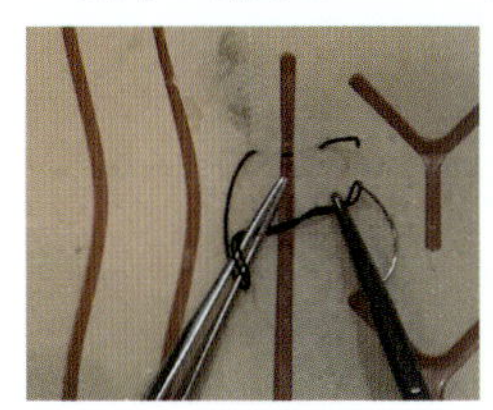

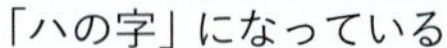

「ハの字」になっている

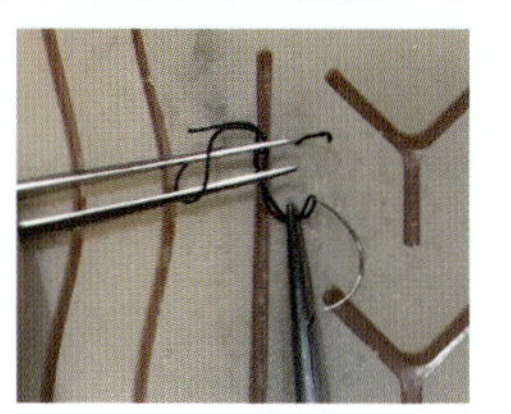

「ハの字」になっていない

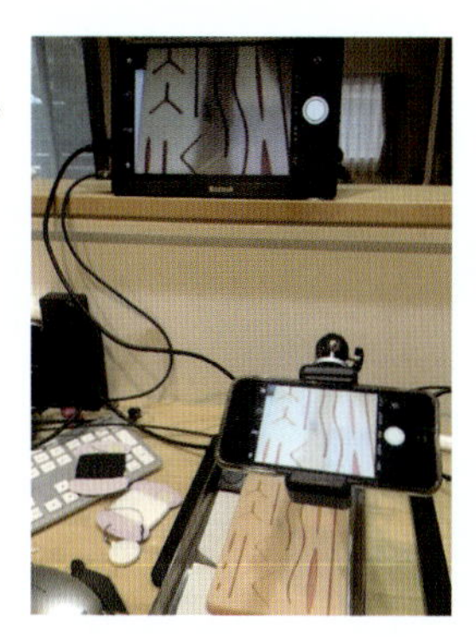

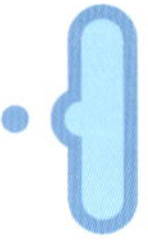

鏡視下手術の道具を使ったトレーニング

必要物品 ドライボックス、鏡視下持針器・鉗子・剪刀、縫合パッド、針、糸

ドライボックスは、医局やシミュレーションセンターに設置されているはずですので、そちらを使用してください。もちろん自前で持っておられる方は、そちらを使用してください。

鏡視下手技のトレーニングはFLS（Fundamental of Laparoscopic Surgery）[1)]というプログラムがあります。FLSはpeg transfer、circle cutting、loop ligation、extracorporeal knotting、intracorporeal knottingの５つのタスクで構成されており、鏡視下手技の基本技術を習得できるようになっています。その中で最も高難度に設定されているものがintracorporeal knottingで、すなわち鏡視下縫合結紮手技になります。前述のスマホ画面またはモニターを見ながら手技トレーニングを十分に行っていれば、すぐに慣れてできるようになります。以下に、解説動画（QRコード参照）も掲載しておくので、ぜひ挑戦してください。また糸を結紮した後、その糸を除去（抜糸）することになりますが、ぜひ抜糸も鏡視下で行ってください。

鏡視下手術に限りませんが、左手の使い方が重要です。第３章で左手の剪刀で糸の切断トレーニングを行ったように、糸の除去はぜひ左手に剪刀を持って実施してください。鏡視下の器具は右手/左手用はなく、両手で同じように使用することができるので、違和感なく使用できます。

← 解説動画はこちら

以下は、鏡視下手術に向けたトレーニング動画です（表7）。

表7　**鏡視下手術に向けたトレーニング**

手技	動画
スマホ画面を見ながら単結節 #17	単結節 目標タイム　60秒
モニターを見ながら垂直マットレス #18	垂直 目標タイム　90秒
鏡視下縫合結紮＋抜糸 #19	ラパロ 目標タイム　120秒

動画ダイジェスト：スマホ画面を見ながら単結節 #17

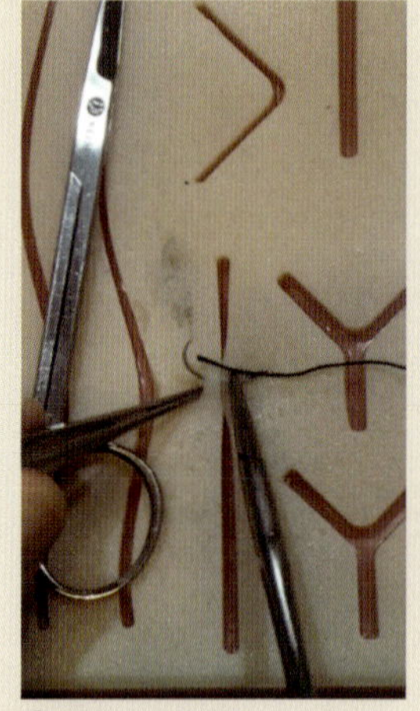
①順針で運針

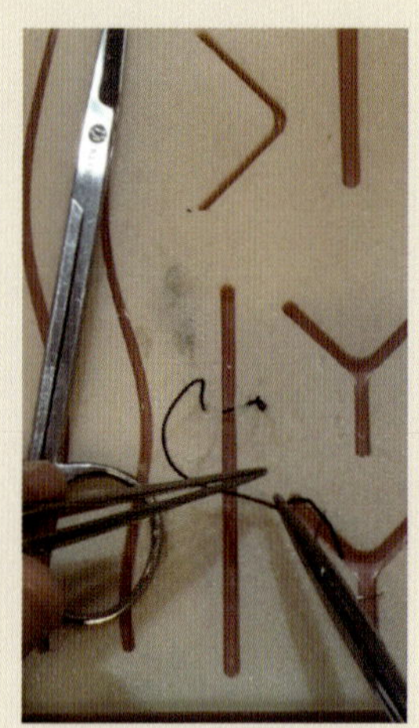
②左手鑷子で単結節

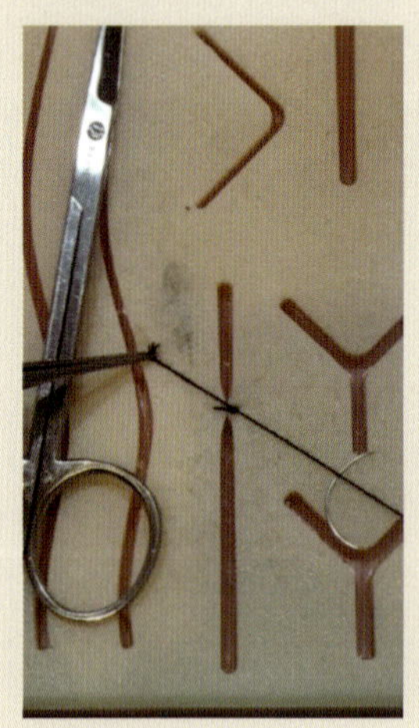
③3回結紮

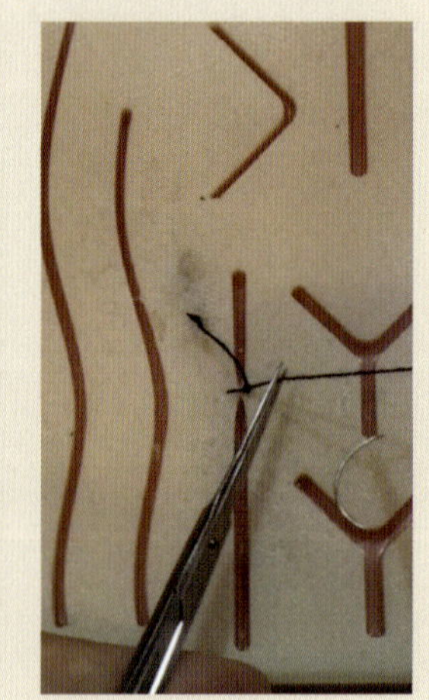
④左手で糸を切断

この手技のポイント

この手技は、スマホ画面を見ながら実施してください。写真のように、できる限り画面を拡大しますが、鑷子や持針器の動きが画面内でおさまるように頑張ってください。

動画ダイジェスト：モニターを見ながら垂直マットレス #18

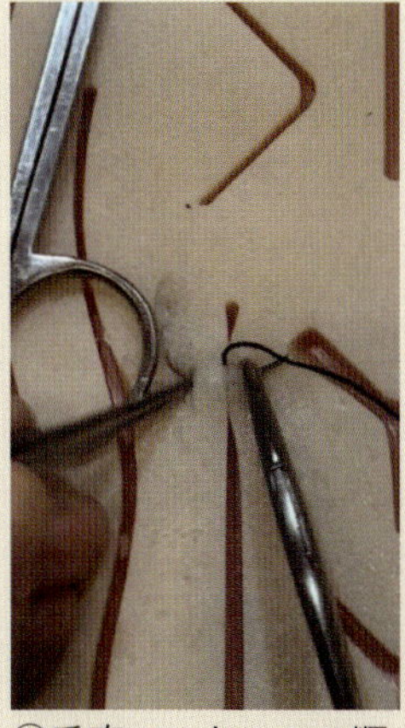
①垂直マットレスの順針

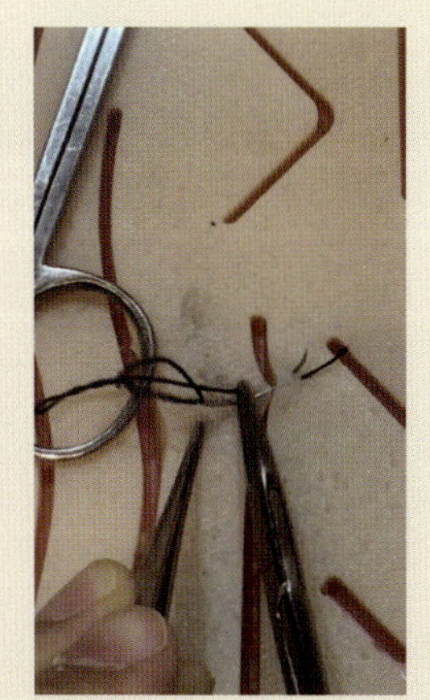
②垂直マットレスの逆針

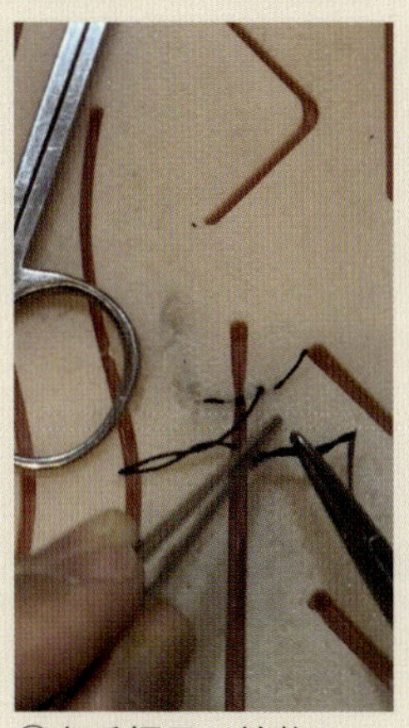
③左手鑷子で結紮

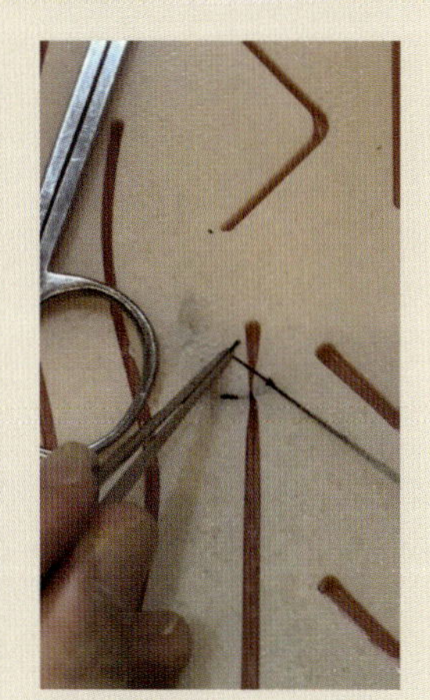
④3回結紮して左手で切断

この手技のポイント

この手技はスマホをモニターに画面出力して、それを見ながら実施してください。写真のように両手の器具が「ハの字」、または並行になっていることを常に意識してください。

動画ダイジェスト：鏡視下縫合結紮＋抜糸 #19

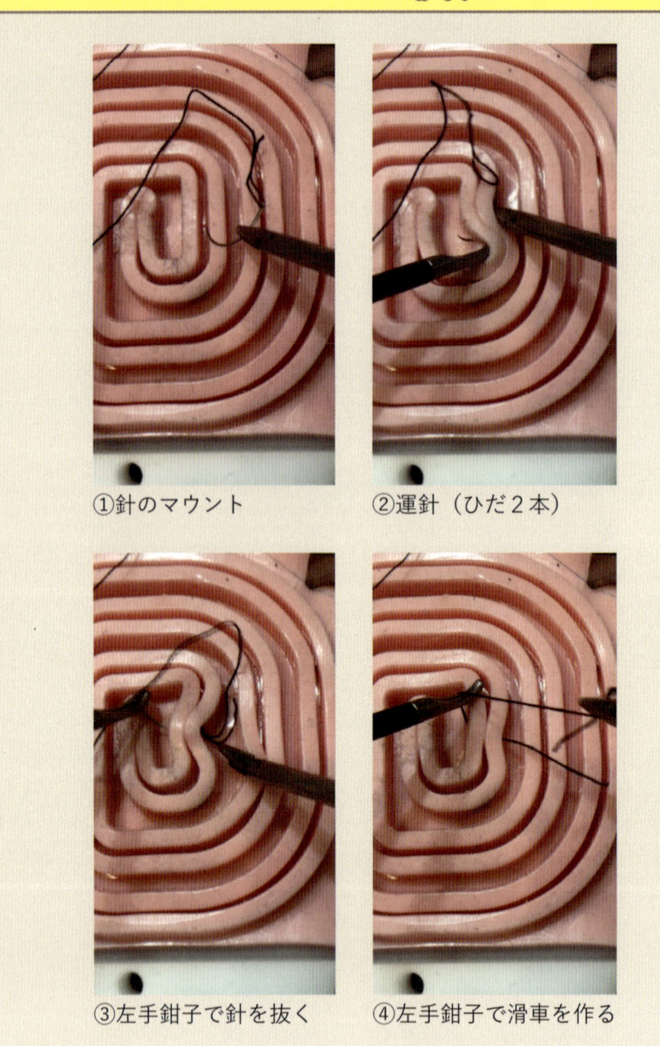

①針のマウント

②運針（ひだ２本）

③左手鉗子で針を抜く

④左手鉗子で滑車を作る

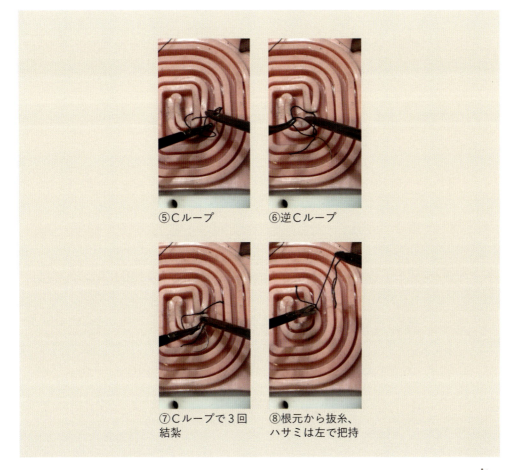
⑤Cループ　⑥逆Cループ
⑦Cループで3回結紮　⑧根元から抜糸、ハサミは左で把持

この手技のポイント

モニター画面を見ながら手技を行えない場合は、直接目で見て行ってください。それでも難しい場合は、運針パート、結紮パートなどパートに分けて練習してください。

参考文献

1） Derossis AM, et al. Development of a model for training and evaluation of laparoscopic skills. Am J Surg. 1998; 175: 482-487.

第6章

実践的なトレーニング

最終章では、実際に手術で使用する３つの止血手技を紹介します。術中に予期せぬ出血があると気が動転して、冷静な判断・対応ができなくなることがあります。術中出血に対しては、迅速な方針決定と対応力が求められます。それらを身につけるには止血方法を複数種類知っておき、技術を高めておく必要があります。考えずにできるようになるまで、繰り返し練習してください。その３つとは刺通結紮、Z縫合、出血点を鉗子で把持後に結紮です。近年ではエネルギーデバイスによる止血がメインになっていますが、ここぞという時やエネルギーデバイスでの止血がうまくいかない時は、縫合止血を行う必要があります。しっかりトレーニングして対応できるようにしましょう。

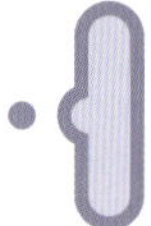

刺通結紮による止血

必要物品 ティッシュ、針、糸、マグネットクリップ、持針器、鉗子

刺通結紮による止血は、出血（損傷）している血管がはっきりわかっていて、その出血部（損傷部）を含めた周囲の血管が全周剥離されている、または把持などで止血コントロールをしながら全周剥離が可能な場合です。結紮後、不慮に糸が滑り落ち脱落してしまうと出血をきたしてしまいます。血管から出血させないための予防として使用することもあります。

単純な結紮と異なり、血管壁に刺通することで糸の脱落を防ぎます。まずティッシュを細くして血管として扱います。ティッシュの表面（血管壁のイメージ）に浅く１針かけて１回結紮した後、糸を１周させて結紮します。今回の動画では結紮点を見やすくするために機械結びで結紮を行っていますが、実際には手で結ぶことが多いと思いますので、手結びでも練習してください。１周させた後はティッシュ(血管)の背側に鉗子を挿入し、糸の先端を持たせます。そのまま糸を引き抜き結紮すると、刺通結紮の完成です。結紮時にはティッシュへの食い込み具合を確認して、力加減を調整してください。過度の力で結紮すると、そのまま血管が千切れたりすることがあるので注意が必要です。

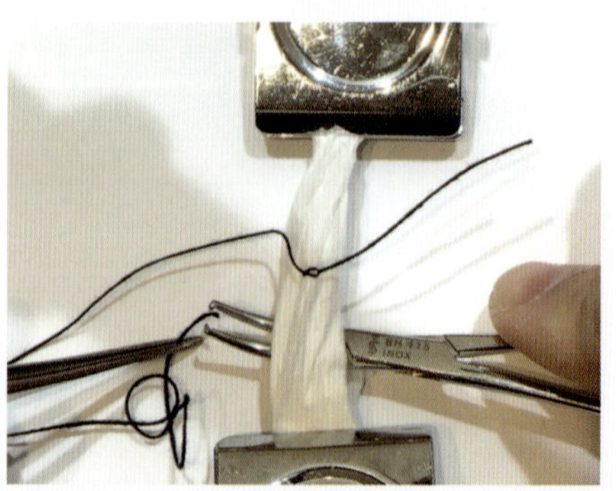

ティッシュ（血管）の裏を通して、糸を１周させる

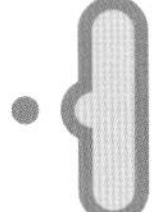

Z縫合による縫合止血

必要物品 ティッシュ、針、糸、マグネットクリップ、持針器、鑷子、油性ペン

Z縫合による止血は、出血している細い血管を同定することが難しい時、または血管を結紮するだけの長さを組織の中から露出させることが難しい時に使用します。出血点を周囲の組織で挟み込み止血させる方法です。

まず、ティッシュに油性ペンで点をつけます。その点が「出血点」です。出血点を挟むようにして運針します。出血点の視野を妨げることなく運針することが重要で、出血点の奥から手前に運針してください。結紮すると出血点が見えなくなれば止血できたということになります。結紮時にティッシュ（周囲の組織）が裂けないように、愛護的な結紮が必要です。今回の動画も結紮点を見やすくするために機械結びで結紮を行っていますが、実際には手で結ぶことが多いと思いますので、手結びでも練習してください。ティッシュがピンと張りすぎていると結紮時に寄らないので、少しゆとりを持たせてクリップで固定しておくとよいです。

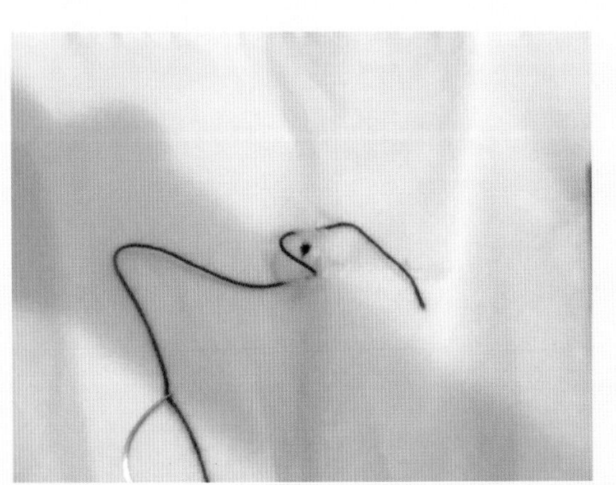

止血点を挟むように運針すると「Z」字になる

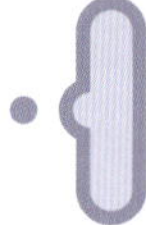

出血点を鉗子で把持した後に結紮

必要物品 ティッシュ、糸、マグネットクリップ、持針器、鑷子、鉗子２本、油性ペン

鉗子で把持する方法による止血は、出血している細い血管が同定・把持できた場合や止血のために鑷子で出血点を把持できた場合に使用します。血管や出血点を把持し、止血が確認できた後にモスキート鉗子、ペアン鉗子、剥離鉗子などで把持した部位の下を把持します。その状態で止血状態が続いていることが確認できれば、あとは把持した鉗子の裏で結紮すれば止血が完了します。Z縫合の時と同様にティッシュに油性ペンで点をつけます。その点が「出血している細い血管または出血点」になります。その点を鑷子で軽く摘み上げ、鉗子で把持します。本来は助手に鉗子を支えてもらい結紮します。今回は個人トレーニングなので把持した鉗子はその場に置いて、別の鉗子で糸を把持して結紮してください。出血点を把持した鉗子の先に糸を回すことが重要ですし、糸を回す時に結紮する組織を過度に擦り付けることがないように注意してください。また鉗子で把持した分、「組織の厚み」があります。そのため結紮時には、「組織の締まり具合を意識して、ゆっくり第一結紮を行う」「第一結紮で締め上げると同時に、ゆっくり鉗子を外していく」ことが重要です。よって、本トレーニングは誰かに手伝ってもらうとスムーズなのですが、糸を結紮する時に、助手がいることを想定して頭の中で「ゆっくり（出血点を把持した鉗子を）外してください」と助手に声をかけているイメージを持ってください。また結紮の動きをする際は、鉗子で糸を把持したまま第一結紮の形に持っていき、糸を回す時に鉗子を外すと一連の動きがスムーズです。この外した後、鉗子は使用しません。

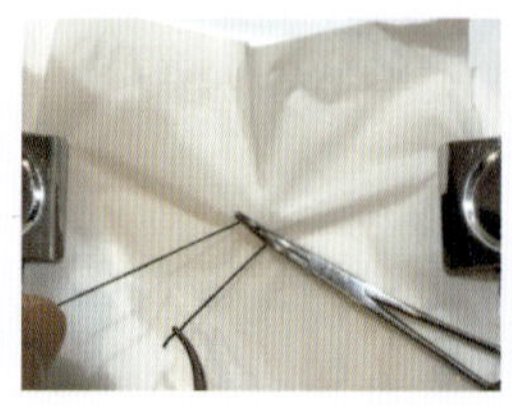

出血点を把持した鉗子の裏に糸を通す

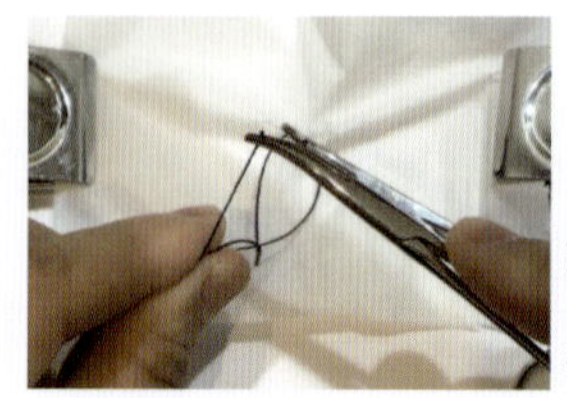

鉗子で糸を把持したまま第一結紮へ

以下は、実践的なトレーニング動画です（表８）。

表８　実践的なトレーニング

手技	動画
縫合止血：刺通結紮 #20	刺通 目標タイム　なし
縫合止血：Z縫合 #21	Z 目標タイム　なし
結紮止血：把持して結紮 #22	把持止血 目標タイム　なし

動画ダイジェスト：縫合止血：刺通結紮 #20

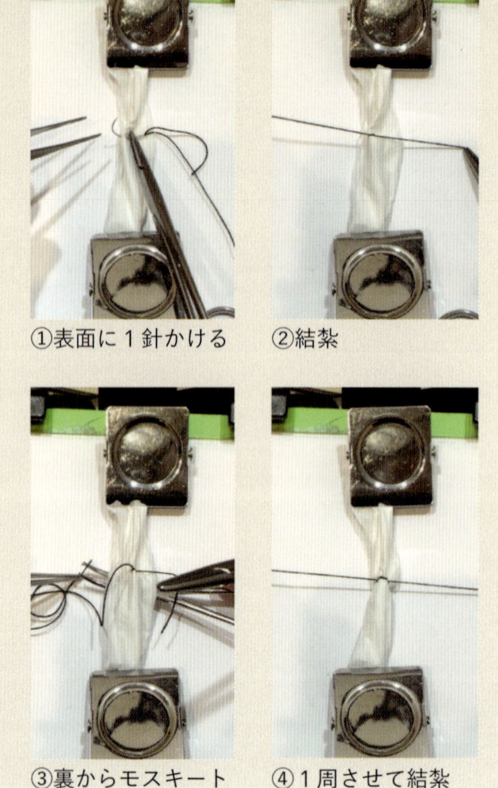

①表面に１針かける

②結紮

③裏からモスキートを通し、糸を把持

④１周させて結紮

この手技のポイント

結紮は手結び、機械結びのどちらでもできるようになっておきましょう。②の結紮や、③の糸を回す時は、結紮点にテンションがかからないように気をつけましょう。また最後に結紮する時は、ティッシュの締まり具合（くびれ具合）を意識しましょう。結紮では組織が過不足なく接着することが重要です。脆弱な組織では、結紮する行為そのもので組織が切れるトラブルも起こりえます。考えなしに力いっぱい結紮するのではなく、結紮したことにより、組織がどのように締まったかを目視で確認するようにしましょう。

動画ダイジェスト：縫合止血：Z縫合 #21

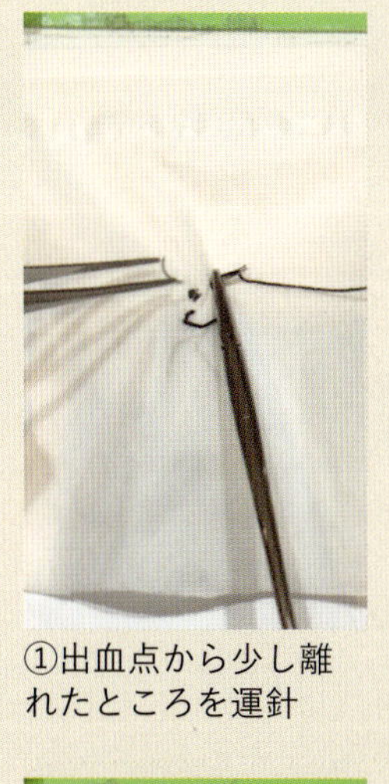

①出血点から少し離れたところを運針

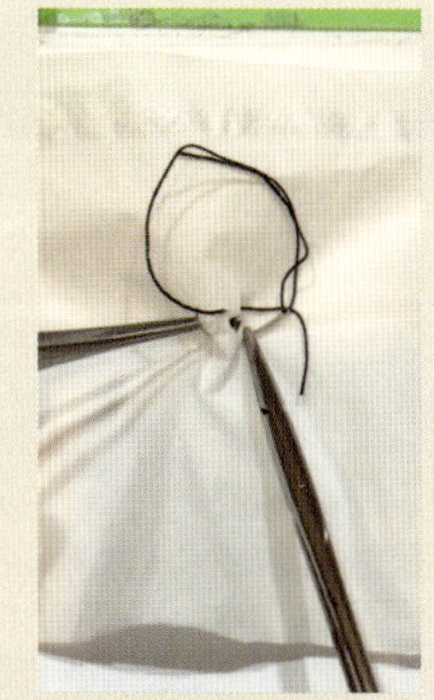

②出血点を挟むようにさらに運針

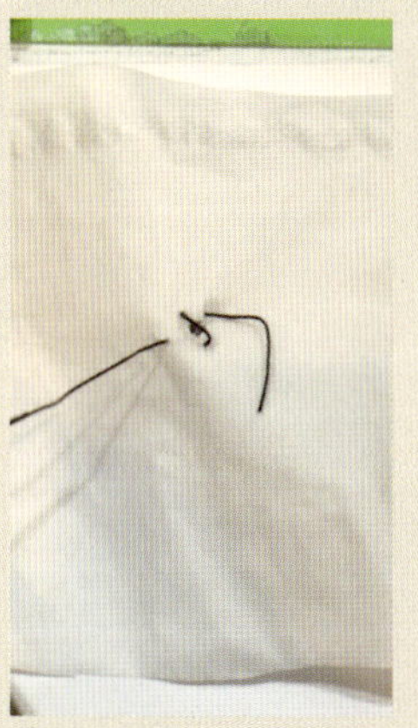

③Z字になっていることを確認

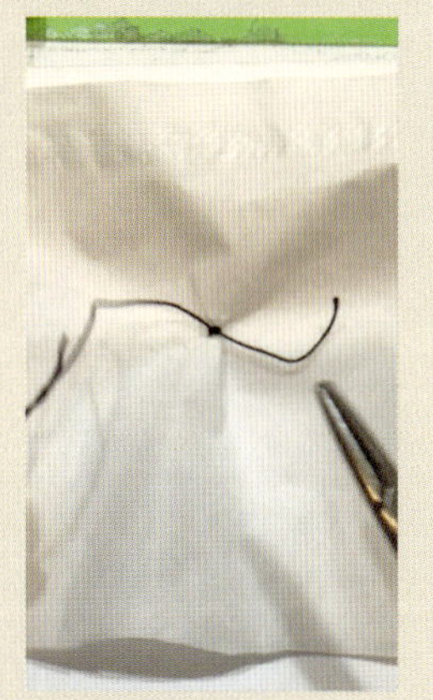

④出血点が隠れたことを確認

この手技のポイント

第一運針と第二運針の幅が同じ長さになるように注意して運針します。また出血点がちょうど真ん中になるように意識します。この手技での結紮も、強く締め上げるのではなく、結紮により出血点が隠れることが重要です。

動画ダイジェスト：結紮止血：出血点を把持して結紮 #22

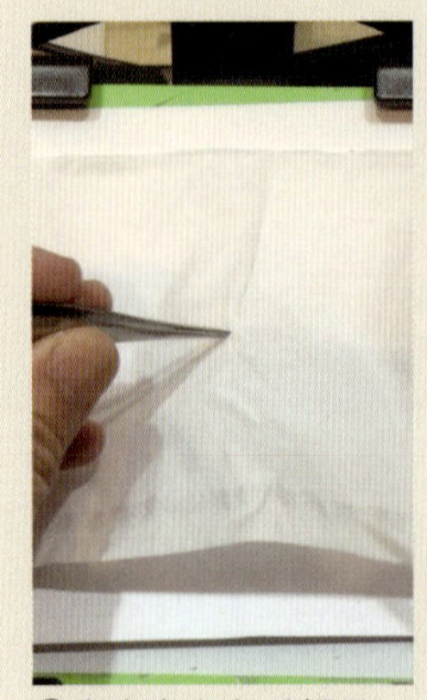

①出血点を左手鑷子で把持

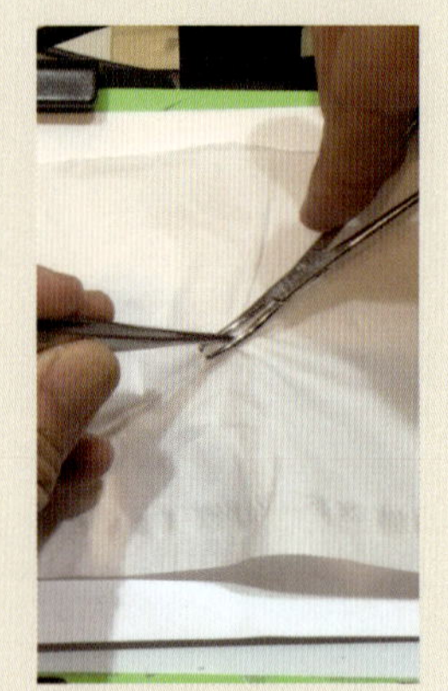

②さらにモスキートで把持

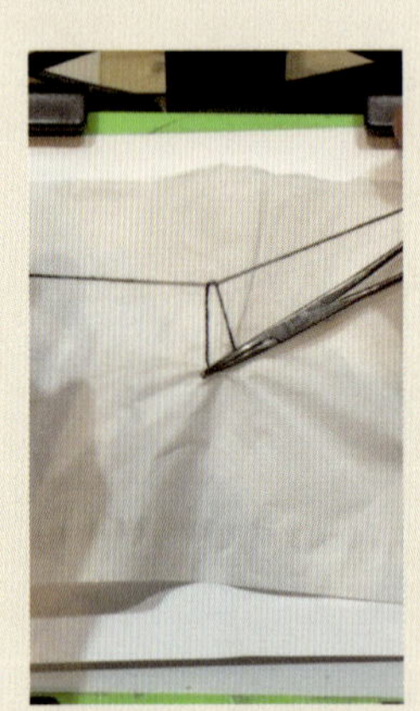

③モスキートの裏に糸をかけ結紮

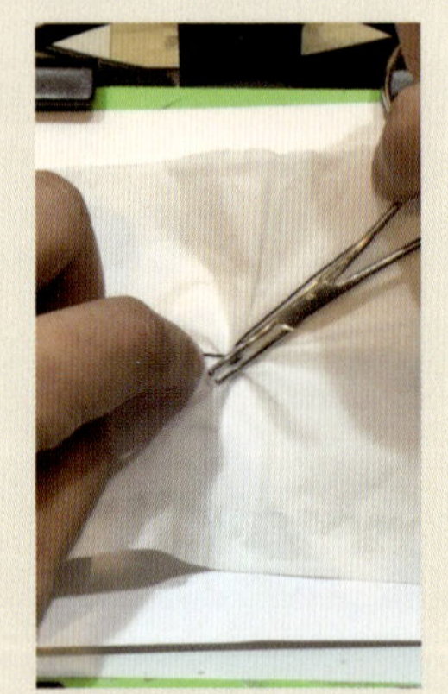

④第一結紮で締めながら鉗子をゆっくり外す

この手技のポイント

本来この手技は、結紮しながら助手（自分以外の他者）に鉗子をゆっくり外してもらう必要があるのですが、本書を見ながら一人でトレーニングしている場合はそれができませんので、糸を結紮して、助手がいることを想定して頭の中で「鉗子をゆっくり外してください」と伝えることをイメージして実施してください。

あとがき

本書を手に取っていただき、誠にありがとうございます。私が医学生、研修医の時は、糸結びや皮膚縫合のやり方を手術中に教わっていました。いわゆるon the job trainingということになります。今ほどoff the job trainingの重要性は問われていなかったように感じます。私が外科医になり、腹腔鏡手術などの高度手術を執刀するようになるにつれ、off the job trainingの重要性を感じ、実際に自分に必要なスキルを自分で分析し、トレーニングメニューを自分で考えて実践してきました。本書は私が実践してきたトレーニング法で、特に役に立ったと思えるものを抜粋し、その手技を可能な限り詳しく解説しました。また敢えて、右手・左手と手技を分割することで、1回あたりのトレーニング時間を短縮し、長く継続することができるような工夫をしています。基本手技は少しできるようになると飽きて、やらなくなります。しかし、続けることでしか上達しません。本書では目標タイムを掲載しているので、このタイムを大幅に更新できるように目標を高く設定してトレーニングに励んでください。

また、私のYouTubeチャンネル『山根塾』やオンライン山根塾での経験を通じて、医学生・研修医・若手医師が自主的に学べる環境、トレーニングメニューを提供することの大切さを再認識しました。本書が、読者の皆様の技術向上に寄与し、実際の臨床現場で役立つことを願っています。

皆様のご健闘を心よりお祈り申し上げます。

2024年12月

山根塾塾長／長崎大学病院 小児外科

山根裕介

索引

欧文・数字

和文

あ行

か行

さ行

た行

は行

ま行

ら行

著者プロフィール

1980年　長崎市で誕生
2005年　長崎大学医学部卒業
2005年　長崎医療センター　初期臨床研修医
2007年　長崎大学大学院　腫瘍外科（第一外科）入局
2009年　国立生育医療研究センター　小児外科　レジデント・フェロー
2011年　佐世保市総合医療センター　外科　→ 研修医指導を開始
2013年　長崎大学大学院　腫瘍外科（小児外科チーム）→ 医学生指導を開始
2016年　手技に特化したYouTubeチャンネル『nagasaki surgery 1』立ち上げ
2019年　対面での定期的な手技指導会、山根塾開講
2020年　オンライン山根塾開講、YouTubeチャンネルを
　　　　『山根塾（yamanejuku）』に改名

以後、毎週水曜21時から1時間、医学生・研修医を対象に
手技トレーニングを行っている。Xのアカウントは「@SurgiTube」